CHRISTOPH CÖLN

REIFE LEISTUNG

CHRISTOPH CÖLN

REIFE LEISTUNG

MIT SPORT DEM ALTER TROTZEN. INSPIRIERENDE GESCHICHTEN VON MENSCHEN ÜBER 70

riva

Bibliografische Information der Deutschen Nationalbibliothek:
Die Deutsche Nationalbibliothek verzeichnet diese Publikation in der Deutschen Nationalbibliografie; detaillierte bibliografische Daten sind im Internet über http://d-nb.de abrufbar.

Für Fragen und Anregungen
info@rivaverlag.de

Originalausgabe
1. Auflage 2020

Nymphenburger Straße 86
D-80636 München
Tel.: 089 651285-0
Fax: 089 652096

Redaktion: Ulrich Korn
Umschlaggestaltung: Georg Feigl
Umschlagabbildungen: © Miguel Brusch
Abbildungen im Bildteil: © Miguel Brusch
Satz: Daniel Förster, Belgern
Druck: GGP Media GmbH, Pößneck
Printed in Germany

ISBN Print 978-3-7423-1111-5
ISBN E-Book (PDF) 978-3-7453-0751-1
ISBN E-Book (EPUB, Mobi) 978-3-7453-0752-8

Weitere Informationen zum Verlag finden Sie unter

www.rivaverlag.de

Beachten Sie auch unsere weiteren Verlage unter www.m-vg.de

INHALT

EINLEITUNG

»Ich möchte nicht durch meine Arbeit unsterblich werden. Ich möchte unsterblich werden, indem ich nicht sterbe.«

WOODY ALLEN

Es muss Anfang der Achtzigerjahre gewesen sein. Ich war noch jung und fragte meinen Nachbarn, wie er so alt geworden sei. Der Mann war starker Raucher und mit seinem Ohrensessel verheiratet. Ich hatte ihn eigentlich immer nur vom Wohnzimmer in die Küche gehen sehen und dann wieder zurück. Mit meiner Frage konnte er nicht viel anfangen, er drehte sich erst einmal eine. Ob er denn Sport mache, setzte ich nach. Da musste er sehr lachen. »Für Sport bin ich doch schon viel zu alt«, sagte er und blies mir den Rauch ins Gesicht. Das leuchtete mir irgendwie ein. Einige Wochen später war er tot. »Das Alter«, sagte sein Sohn. Ich fragte mich, ob es gegen das Alter ein Medikament gibt. Gab es nicht. Jedenfalls kannte niemand eines.

Inzwischen gibt es eins. Und man muss nicht erst zum Mond fliegen, um es aufzuspüren; es liegt quasi auf der Straße.

Es heißt Sport. Seit Jahren schon mahnen die einschlägigen Experten zu mehr Sport. Das Problem ist, die Menschen bewegen sich zu wenig. Sie sagen dann gern, dass sie für Sport zu schwer seien. Zu krank. Oder zu alt. Die Tatsache, dass in Deutschland gut 50 Prozent der Frauen im Alter zwischen 18 und 79 Jahren übergewichtig sind und knapp 67 Prozent der Männer[1], ist ein ernsthaftes Problem. Hinzu kommt, dass acht von zehn Menschen über 65 Jahre zu wenig aktiv sind und sich im Sinne der von der Weltgesundheitsorganisation WHO herausgegebenen Empfehlungen nicht genug bewegen (siehe dazu auch Kapitel »Balance«). Dabei könnten sie ihr Sterblichkeitsrisiko höchstwahrscheinlich erheblich senken, indem sie häufiger Sport treiben. Der Satz meines Nachbarn ist Blödsinn. Richtig ist, dass es vermutlich kaum ein besseres Lebensverlängerungsmittel gibt als Sport. Inzwischen verordnen viele Ärzte Sport sogar auf Rezept – statt teurer Medikamente. Es ist natürlich bequemer, jeden Tag fünf Pillen zu schlucken, als eine halbe Stunde Sport zu betreiben. Aber wer sagt denn, dass die Pillen auch wirken?

Ich habe während der Recherche für dieses Buch eine Menge Sport getrieben. Mit einem 73-Jährigen, der mich beim Bodybuilding versägt hat; mit einer 81-Jährigen, die mir gezeigt hat, wie man einen Golfball schlägt, ohne dabei den Rasen kaputt zuhauen; mit einem 90-Jährigen, der mich in Grund und Boden gelaufen hat. Ich bin zum ersten Mal in meinem Leben auf eine Skisprungschanze geklettert, habe eine Kletterwand bezwungen und einen 30 Kilo schweren Findling in eine Sandgrube gestoßen. Was man eben so macht im Alter. Und bei alldem spielte der Altersunterschied plötzlich keine Rolle mehr. Er verpuffte, und ich fragte mich, warum es zwar mittlerweile Teams aus Männern und Frauen gibt – Inklusionsteams, in denen Menschen mit und ohne Handicap spielen –, aber keine Teams aus Alten und Jungen?

Die Menschen in diesem Buch überraschten mich aber nicht nur mit ihren körperlichen Leistungen. Sie verfügten zudem noch über etwas anderes, sie waren topfit im Kopf. Auch geistig waren sie verdammt jung geblieben. Konnten komplizierte Rechenaufgaben bewältigen, erinnerten sich an die merkwürdigsten Details oder waren im Umgang mit dem Computer schneller als ich. Es gab nicht einen unter ihnen, der das nicht auch auf den Sport zurückführen wollte. Wenn ich danach fragte, was sie als Ursache für ihr stattliches Alter vermuteten, war die Antwort immer dieselbe: Sport.

Nun ist der Alterungsprozess unausweichlich, er lässt sich nicht aufhalten, höchstens verlangsamen. Höhere Lebenserwartungen sind auch nicht gleichbedeutend damit, dass das Mehr an Lebenszeit automatisch gute, gesunde Lebenszeit ist. Im Gegenteil, je länger wir leben, desto höher ist die Wahrscheinlichkeit zu erkranken. Allerdings lassen sich die Alterungsprozesse beeinflussen. Altern unterliegt unterschiedlichsten Faktoren, manche davon sind festgelegt, dazu zählt etwa die individuelle genetische Disposition. Andere wiederum lassen sich durchaus steuern. Zu diesen Faktoren zählen etwa die Muskelkraft, das Körpergewicht und die Ausdauer. Sie bestimmen mit über das körperliche Leistungsvermögen, und sie sind wesentlich durch den Lebensstil bedingt. Ein aktiver Lebensstil, etwa durch regelmäßiges Kraft- und Ausdauertraining, begünstigt diese Faktoren und kann zu mehr gesunder Lebenszeit führen. Inzwischen hat die Wissenschaft sogar zahlreiche Indizien dafür, dass sich auch gewisse genetische Prozesse zu einem Teil durch den Lebensstil beeinflussen lassen. Die Erforschung dieser epigenetischen Faktoren zählt zu den interessantesten Entwicklungen auf dem Gebiet der Alterswissenschaft (siehe dazu auch Kapitel »Kraft«).

Zugegeben, der richtige Lebensstil zählte bis vor Kurzem nicht gerade zur allerersten Sorge der über 50-Jährigen. Inzwischen werden die Alten aber gerne mal in Gruppen sortiert und mit bräsigen Marketingbezeichnungen wie Silver Surfer, Best-Ager oder Octogenarians gebrandmarkt, um ihnen etwas anzudrehen. Nicht nur Gesundheitsministerien, Krankenkassen und Wissenschaftler propagieren einen »aktiven Lebensstil«, auch die Wirtschaft hat das Potenzial agiler Senioren entdeckt. Best-Ager sind längst zur werberelevanten Zielgruppe geworden. Wer fit ist wie ein Turnschuh, der kauft auch mehr Turnschuhe. »Och nö«, sagen sich manche vielleicht. »Muss ich nicht. Brauche ich nicht. Dankeschön.« Das ist nachvollziehbar, aber nichts anderes als Selbstmord aus Angst vor dem Tod. Wer sich im Ruhestand noch ausreichend bewegt, wer ab und zu mal in ein Buch schaut und darüber hinaus weiß, wie man eine Mail verschickt, vielleicht sogar mit Signatur und Lesebestätigung, wer als 80- oder 90-Jähriger noch etwas für seine grauen Zellen *und* für sein Gewicht tut, zeigt damit lediglich, dass er auf ein gewisses Maß an Lebensqualität nicht komplett pfeift. Egal, wie man den Lebensstil auch nennt. Man könnte es natürlich auch so machen wie der 76-jährige Rolling-Stones-Gitarrist Keith Richards, der sich offenbar für gar nichts mehr geniert und kürzlich oberkörperfrei, in Jogginghose und mit einem stattlichen Whisky in der Hand, über dem Balkon eines Strandhotels hing und den Damen hinterherzischte. Aber das kann sich mit Mitte siebzig eben nicht jeder leisten. Und *wollen* kann das eigentlich auch keiner.

Wird man älter, so kommt man um ein paar grundsätzliche Fragen nicht herum. Ist es zufriedenstellend, im Ohrensessel zu sitzen und über dem Kreuzworträtselheft einzudösen? Oder will man vielleicht aktiv am Leben teilnehmen und noch ein bisschen Action haben? Ich wüsste die Antwort, aber für mich stellt sich die Frage nicht so bald. Wäre das Leben ein 200-Meter-Lauf, bin ich noch nicht einmal um die Kurve gekommen. Nun sollte man nicht bis zum Zapfenstreich warten, bevor man losrennt. Auch ich nehme in letzter Zeit Dinge an mir wahr, die mir vorher unbekannt waren: komische Flecken auf der Haut, kahle Stellen am Kopf, Fettpolster, die dort nicht hingehören, oder ein hartnäckiges Zwicken im Rücken. Wegen der einen oder anderen Sache bin ich zum Arzt gegangen, aber mir wurde schnell klar, dass ein Mediziner hier nicht helfen kann. Es sei denn, er hätte auch eine Approbation als Zauberer. Helfen kann ich mir nur selbst, und zwar durch Bewegung. Es hat eine Zeit gedauert, bis ich das kapiert habe, und bis aus der Erkenntnis richtiger Sport wurde, dauerte es nochmals eine Weile. Aber seitdem ich mich regelmäßig bewege, kann ich nicht mehr darauf verzichten. Ich fühle mich besser, nachdem ich Sport gemacht habe. Das ergibt ja auch Sinn: Der Mensch muss ab und zu mal raus aus seiner Höhle und einem Mammut auflauern, auch wenn er schon die Dritten hat.

Es gibt für Sport keine Altersgrenze. Den Beweis lieferte zum Beispiel der britisch-schweizerische Doppelbürger Charles

Eugster. Mit fast neunzig begann der alte Herr noch mit dem Leistungssport und stellte zahlreiche Weltrekorde in der Leichtathletik auf. Eugster gab Interviews, schrieb Bücher und hielt Vorträge, in denen er vor dem Rumsitzen warnte und leidenschaftlich auf die Rente schimpfte. »Die Rente ist nicht nur finanziell eine Katastrophe, sie ist auch für den Körper ein Desaster.« Er forderte ein komplettes Umdenken, einen Paradigmenwechsel: Jeder solle so lange arbeiten und sich bewegen, wie es nur geht. Wer in der Rente ein paar Gänge runterschaltet, so Eugster, der steht praktisch schon mit einem Bein im Grab. Er warb für einen neuen Lebensstil im Alter; Sport sollte dabei die Hauptrolle spielen.

Er erzählte, wie er eines Tages vor dem Spiegel stand und bei seinem Anblick fürchterlich erschrak. Schlaff und fett sei er gewesen. Mit 87 Jahren fing er mit dem Bodybuilding an und verlor schon im ersten Trainingsjahr 12 Kilo Körpergewicht. »Ich bin absolut überzeugt davon, dass Krafttraining unerlässlich für alte Menschen ist«, sagte er. Seine Botschaft: »Die meisten älteren Leute sind körperlich in einem beklagenswerten Zustand. Sie müssen begreifen, dass ein Neustart möglich ist. Indem du deinen Körper fit machst, startest du ein neues Leben. Egal, in welchem Alter.«

Die Menschen, die ich für dieses Buch besucht habe, treiben regelmäßig Sport. Sie tun das in unterschiedlicher Intensität, die eine mehr, der andere weniger. Bei den Begegnungen mit ihnen bin ich häufig über die Frage gestolpert, was man eigentlich unter Leistungssport im Alter versteht? Der gängigen Definition nach erfordert Leistungssport ein hohes, im Idealfall tägliches Trainingspensum und die regelmäßige Teilnahme an

Wettbewerben. Diese Kriterien erfüllen einige meiner Protagonisten leicht. Da ist die Triathletin, die einen unglaublichen körperlichen und logistischen Aufwand betreibt, um ihre Zeiten zu verbessern (Kapitel »Ehrgeiz«). Dann gibt es den Multisportler, der neben 1000 Handballpartien, 900 Fußballmatches auch 400 Triathlons bestritten hat und keine Gelegenheit auslässt, irgendwo mitzuspielen (Kapitel »Ordnung«). Da ist der Läufer, der in seiner Altersklasse die Rekorde im Dutzend pulverisiert und seinen Alltag nach dem Sport ausrichtet (Kapitel »Glaube«). Daneben gibt es aber auch noch die anderen, jene, die nicht unbedingt Leistungssport betreiben (und die deshalb oft etwas verächtlich als »Gesundheitssportler« bezeichnet werden), deren Leistungen aber genauso bewundernswert sind. Zum Beispiel der 89-jährige Slalomspezialist, der eine Ski-Meisterschaft nach der anderen gewinnt, obwohl er nur ein paarmal im Jahr in den Bergen ist. Die 94-jährige Turnerin, die erst mit 86 Jahren entdeckt wurde und seitdem eine Weltkarriere hingelegt hat (Kapitel »Härte«). Oder Deutschlands älteste Skispringer, die mit sechzig zum ersten Mal auf einer Schanze standen und sich seitdem immer wieder ins Tal stürzen (Kapitel »Mut«). Ihre Leistungen ragen gerade deshalb heraus, weil sie den Mut haben, sich mit anderen zu messen, ohne gleich Außergewöhnliches erreichen zu wollen. Sie beweisen, dass jeder auch im Alter noch Sport treiben kann, selbst wenn man zuvor selten oder nie Sport gemacht hat. Sie meistern ihr Leben, und Sport ist dabei ein wichtiges Element.

Ich möchte die in diesem Buch vorgestellten Sportler daher nicht Alters- oder Seniorensportler nennen, sondern Mastersathleten, der Begriff erscheint mir treffender.[2] Er kommt aus dem angloamerikanischen Raum, wo man sich schon länger mit den sportlichen Erfolgen älterer Menschen beschäftigt und ihre Leistungen entsprechend würdigt. Die Bezeichnung Mastersathleten erscheint mir auch deshalb sinnvoll, weil die alten Meister das Altwerden als Chance zur Vervollkommnung begreifen oder einfach, um noch einmal neu zu beginnen. Sie haben oft erst in fortgeschrittenem Alter mit dem Sport begonnen oder nach einer Pause in den mittleren Lebensjahren, in der sie sich der Karriere und/oder der Familiengründung widmeten. Ihre sportliche Renaissance geht mit den besten Nebenwirkungen einher; man bedenke allein die Endorphine, die bei sportlicher Betätigung ausgeschüttet werden! Wo sonst bekommt man so einen veritablen Rausch? Oder der soziale Kontakt, die Gemeinschaft, die auf den Sportplätzen entsteht. Mastersathleten kennen sich meist seit Jahren. Sie pilgern regelmäßig zu den Meisterschaften und treffen sich im Rhythmus des Wettkampfkalenders. Oft wohnen sie sogar im selben Hotel und bilden Fahrgemeinschaften; der Masterssport hat eine nicht zu unterschätzende soziale, sinnstiftende Funktion. Bei meinen Besuchen auf Sportplätzen in ganz Deutschland traf ich auf hochmotivierte, aber auch ausgesprochen herzliche Senioren, deren Umgang miteinander so gar nichts von der oftmals frostigen Atmosphäre in jüngeren Altersklassen hatte. Es herrschte bei allem Wettbewerbsgeist eine große Gelassenheit unter ihnen.

Inzwischen lassen sich die Bereiche, in denen Sport als präventive wie auch als therapeutische Maßnahme zur Anwendung kommt, kaum noch aufzählen. Fast täglich erscheint eine neue Studie, die von den positiven Auswirkungen körperlicher Bewegung auf die Gesundheit und die Zufriedenheit im Alter zu berichten weiß. Glaubt man der Forschung, scheint Sport ein wahres Allheilmittel gegen alles Mögliche zu sein. Nun, ich mag das nicht zu beurteilen, aber schaden kann Sport, wenn er einigermaßen vernünftig betrieben wird, nicht.

Dieses Buch soll beileibe keine Aufforderung zur Selbstoptimierung sein; um Himmels willen! Machen Sie bitte das, worauf Sie Lust haben. Sie werden auf den folgenden Seiten keine therapeutischen Atemübungen finden, keine schlank machenden Kochrezepte und keinen Crashkurs zum Glücklichwerden. Dieses Buch ist ebenso wenig ein Ratgeber, wie es ein wissenschaftliches Buch ist – auch wenn an der einen oder anderen Stelle gelegentlich auf ein einschlägiges Studienergebnis verwiesen wird.[3] Dieses Buch ist vielmehr der Versuch, die erstaunlichen Leistungen betagter Menschen zu feiern: ihren Mut, ihre Kreativität und ihr Durchhaltevermögen; sie dabei zu beobachten, wie aktiv sie ihren letzten Lebensabschnitt gestalten. Es ist auch der Versuch, ihre (Lebens-)Geschichten zu hören und gemeinsam mit ihnen über das Alter nachzudenken, um eine Ahnung davon zu bekommen, wie gutes Leben gelingen kann. Ein Leben, zu dem der Tod selbstverständlich dazugehört. Ein Protagonist sagte mir einmal: »Ich weiß, dass ich sterben werde. Aber ich will wenigstens fit sein, wenn es passiert.« Dieser Satz gab mir zu denken. Er hat mich gezwungen, mich mit dem Tod auseinanderzusetzen, nicht abstrakt, sondern ganz konkret. Mit meinem eigenen Tod. Das ist keine einfache Sache. Aber ein Buch, dass sich mit älteren Menschen beschäftigt, kann den Tod nicht ausblenden. Und die Sportler, die ich zum Teil mehr als ein Jahr lang begleiten durfte, haben sich alle in der einen oder anderen Weise mit dem Tod auseinandergesetzt. Die wenigsten schienen darüber übermäßig besorgt zu sein; keiner von ihnen war unvorbereitet. Vielmehr hatte ich das Gefühl, dass Mastersathleten mit sich im Reinen sind – gerade weil sie aktiv sind, gerade weil sie etwas machen und ihre Zeit nutzen. Wenn es dann soweit ist, haben sie sich nichts vorzuwerfen.

Eine andere Sache treibt die Mastersathleten viel stärker um: der Mangel an Wertschätzung. Wer sich auf Seniorensportveranstaltungen in Deutschland umschaut, kommt sich recht verloren vor. Die Wettbewerbe finden meist unter Ausschluss der Öffentlichkeit statt. Bis auf ein paar Angehörige gibt es bei Deutschen Seniorenmeisterschaften kaum Zuschauer, vor allem in den höheren Altersklassen. Manchmal fallen die Veranstaltungen auch gleich aus, weil sich nicht genug Ehrenamtliche finden, die die Zeiten messen oder die Dopingkontrollen durchführen (ja, auch Alte dopen!). Oder Vereine, die die Kosten für eine solche Meisterschaft tragen sollen, spielen nicht mit. Viele der Sportler fühlen sich von den Verbänden im Stich gelassen. Deren Mastersbeauftragte kümmern sich zwar oft rührend um die Athleten, viel Geld haben sie aber nicht zur Verfügung. Für Mastersathleten werden die Budgets bisweilen so klein wie möglich geschneidert, der Löwenanteil der Verbandsgelder fließt in den Spitzensport. Das führt dazu, dass mancher Mastersathlet bei einer Weltmeisterschaft im Ausland in einem Nationaltrikot antritt, das noch aus den Achtzigern stammt, weil er seit Jahren kein neues bekommen hat. Mal abgesehen davon, dass die Sportler die aufwendigen Reisen zu Europa- und Weltmeisterschaften in der Regel selbst organisieren und auch finanzieren müssen. In den Genuss eines Sponsors kommt nur eine Handvoll Glücklicher – wenn überhaupt!

Die zum Teil fehlende institutionelle Unterstützung verwundert umso mehr, als die Welt vor einem regelrechten Senioren-Boom steht. Gab es 2019 noch rund 700 Millionen Menschen über 65 Jahre, wird sich deren Zahl bis 2050 voraussichtlich verdreifacht haben. Sollte nur ein Bruchteil der dann 1,5 Milliarden Alten Sport machen, bedarf es einer besseren Infrastruktur und deutlich mehr Aufmerksamkeit für das Thema unter den politischen Akteuren. Es gibt heute ein krasses Missverhältnis zwischen den Ressourcen, die etwa für die Olympischen Spiele – und damit für junge Sportler – zur Verfügung gestellt werden und den Infrastrukturausgaben für Senioren.

Der bereits erwähnte Mastersathlet Charles Eugster forderte die Alten nicht nur zum Sport auf, sondern auch dazu, sich über die physiologischen Grundlagen zu informieren. Nur wer über sich selbst und seinen Körper Bescheid weiß, kann ihm Gutes tun, so seine Annahme. Eugster empfahl umfassende sportliche Bildungseinrichtungen für ältere Menschen, Mastershäuser, in denen sie trainieren und sich gleichzeitig informieren können, etwa über die Vorteile alternativer Ernährungsweisen oder über die Möglichkeiten bedürfnisgerechter Bewegungsformen.

Die Idee, Mastershäuser sozusagen als Äquivalent zu den Sportschulen für Heranwachsende einzurichten, hat angesichts einer zunehmend älter werdenden Bevölkerung durchaus ihren Charme und würde auf die Senioren vermutlich einen weitaus größeren Reiz ausüben, als es ein herkömmliches Altenheim jemals vermag.

Der Philosoph Christoph Quarch geht sogar noch einen Schritt weiter. Er regt dazu an, Körper und Geist nicht erst im Alter, sondern schon in der Schule viel stärker in Einklang miteinander zu bringen. Dieser ganzheitliche Ansatz zielte bereits auf eine frühe Sensibilisierung für die Anforderungen des Alterns. Die (hoffentlich lange) Strecke des noch zu führenden Lebens würde so auch von ihrem Ende her gedacht. Bislang denken wir das Leben in der Regel in Etappen. Sport könnte in diesem ganzheitlichen Ansatz ebenso wie lebenslanges Lernen das verbindende Element aller (Lebens-)Etappen sein.[4] Das entspräche einer Erziehung hin zu einer ganzheitlichen Lebensführung, ein Ideal, das in Vergessenheit geraten ist, das aber sicherlich seine Vorzüge hat.

Dass es möglich ist, bis ins hohe Alter fit zu bleiben, mit sich und seinem Körper zufrieden zu sein und dass Sport dazu einen entscheidenden Beitrag leisten kann, das möchte ich in diesem Buch zeigen. Und sollten Sie nach der Lektüre Lust bekommen haben, es auch noch einmal zu versuchen, dann bin ich der Letzte, der Sie davon abhalten will. Viel Spaß dabei!

BALANCE

»Das Leben ist kein Zuschauersport.«

JACKIE ROBINSON

Mitte November 2019 steht Adrian Schickler mitten in Mecklenburg-Vorpommern im Schnee. Auf der gut präparierten Piste einer Skihalle bereitet sich der 88-Jährige auf das Weltcup-Rennen im Slalom vor, das hier am nächsten Tag stattfinden wird. Das Feld ist stark besetzt, 93 Teilnehmer aus 16 Nationen gehen an den Start, er ist der älteste. Schickler hat sich die Skibrille aufgesetzt und steigt in die Bindungen, unter seinen Füßen knirscht es bedrohlich. Damit alle Teilnehmer die gleichen Bedingungen haben, ist die Kunstschneepiste komplett vereist worden. »Schieres, blankes Eis, von oben bis unten«, sagt Schickler. »Das ist ganz schön anspruchsvoll.« Heißt aber nicht, dass er Bedenken hätte. »Ich stehe jetzt seit 85 Jahren auf den Brettern, da kann mich nichts mehr überraschen.«

Dann nimmt er die Stöcke in die Hand und fährt los. Sein Tempo ist getragen. Er fährt weite Bögen. Elegant, fast gravitätisch zieht er die Kurven in den vereisten Hang. Ein Konkurrent, der vor ihm fährt, hat dagegen ein wenig Mühe, die Kontrolle auf dem schwierigen Untergrund zu behalten – vermutlich ist er nie auf Fassdauben gefahren. Schickler lernte das Skifahren Anfang der Dreißigerjahre auf die harte Tour, als sein Vater ihn auf die ausrangierten Bretter alter Weinfässer stellte, seine Schuhe mit ein paar Lederriemen festschnallte und ihn die Hügel auf der Schwäbischen Alb hinunterschubste. Schickler, damals gerade drei Jahre alt, gefiel das. Er kam mit den Fassdauben klar und blieb dabei. Inzwischen ist er einer der ältesten Skifahrer des Landes, nimmt immer noch regelmäßig an Wettbewerben teil und ist amtierender Deutscher Meister im Slalom in seiner Altersklasse bis 90 Jahre.

Schicklers Vorbereitung auf eine Skisaison beginnt für gewöhnlich im September. Es ist nicht so, dass er sein Leben dafür auf den Kopf stellen würde. Ein bisschen mehr Schwimmen, ein bisschen mehr Stretching, ein paar Anstiege mehr bei der täglichen Runde mit dem Rad, das genügt eigentlich schon, dann ist er pünktlich zum ersten Rennen fit. Was er macht, lasse sich kaum Leistungssport nennen, sagt er. Eher Gesundheitssport. Aber er hält ohnehin nicht viel davon, seinen Körper über Gebühr zu malträtieren. Sport soll guttun, nicht krank machen. »Wo sind denn all die Sterne meiner Jahrzehnte geblieben?«, fragt Schickler. »Franz Klammer, Toni Sailer oder auch heute der Felix Neureuther. Keiner mehr dabei. Keiner läuft mehr Ski. Alle mit Mitte dreißig kaputt.«

Es mag ihm nicht einleuchten, warum jemand mit 140 Stundenkilometern die Streif in Kitzbühel herunterdonnert und dabei in Kauf nimmt, sich das Genick zu brechen. Nur damit die

Zuschauer ihr Spektakel haben. »Diese Art von Sport, da habe ich erhebliche Fragezeichen«, meint er. Das Leben ist riskant genug, er hat das oft genug erlebt, warum sich also unnötig in Gefahr begeben? Er hat mal eine Zeit lang Drachenfliegen betrieben. Als dabei aber immer mehr Sportler tödlich verunglückten, hörte er auf. »Ich wollte nicht der Nächste sein, der abstürzt.« Beim Bogenschießen schoss er mal einen Pfeil senkrecht in die Luft und schaute ihm eine Weile hinterher. Als der Pfeil wie aus dem Nichts neben einer Gruppe von Kindern einschlug, hörte er auch mit dem Bogenschießen auf. »Die Menschen sollten Sport betreiben, um jahrzehntelang ihr Leben zu bereichern«, empfiehlt er. »Das wäre das Ziel von sinnvollem Sport.«

Dann macht er sich auf den Weg zum Lift. Er fährt noch ein paarmal den Hang hinunter, um ein Gefühl für die Piste zu bekommen, und hat dabei sehr gute Laune. Am nächsten Morgen steht der erste Durchgang des Weltcups an. Im zweiten von drei Läufen wird er wegen einer Unachtsamkeit ausscheiden, am zweiten Wettkampftag bringt er dann alle drei Läufe fehlerfrei herunter. Insgesamt passiert er auf der vereisten Piste 96 Tore, ohne einzufädeln. Er belegt den zweiten Platz. Im Alter von 88 Jahren. Wenn das kein Leistungssport ist.

***

»So«, sagt Schickler, als wir uns Anfang 2019 das erste Mal in seinem Haus in der Nähe von Hamburg treffen, »jetzt sind Sie ja da, dann können wir gleich anfangen.« Er kommt sofort zur Sache. Noch bevor ich etwas fragen kann, echauffiert er sich über den beklagenswerten Zustand deutscher Autobahnen und die Verkehrspolitik im Allgemeinen (ich hatte beim Eintreten lediglich erwähnt, dass ich auf der A24 ungefähr zehn Baustellen passieren musste). Schickler schimpft über den Aberwitz der Autobahnmaut (»völlig falsch konstruiert«), die Unfähigkeit der zuständigen Politiker (»von Amateuren erdacht«) und erklärt mir sein Alternativkonzept, das er vor einiger Zeit erdacht hat und das stark vom französischen Mautsystem inspiriert ist (»Was soll daran so schwer sein?«).

Die Sätze kurbeln druckreif aus ihm heraus, seine Augen funkeln vor Angriffslust. Würde er sein Plädoyer für eine Verkehrswende im Bundestag halten, bekäme er wohl Zustimmung über die Parteigrenzen hinweg. Tatsächlich hat er seine Gedanken zum Thema schon an die zuständigen Behörden und Ministerien verschickt, aber nie eine Antwort erhalten. Die Eingaben engagierter Bürger versanden im politischen Hochleistungsbetrieb gerne mal in irgendwelchen Ablagen. Fünf Jahre hat er versucht, sich Gehör zu verschaffen. »Eine gewisse Zähigkeit, die habe ich von meinem Vater«, erklärt er. »Wenn ich etwas für richtig halte, verfolge ich das auch. Ich gebe dann nicht auf.« Er weiß aber auch, wann man eine Niederlage akzeptieren muss. Als die Maut schließlich beschlossen wird, legt er das Thema zu den Akten und wendet sich einem anderen zu. Er will ja nicht die Zeit totschlagen.

Sein Leben ist eine Erfolgsgeschichte, und immer hat sie irgendwie mit Sport zu tun. Wie in einem Schelmenroman schlaumeiert er durch die Jahrzehnte. Mit sechs Jahren verdient er sein erstes Taschengeld als Balljunge auf dem Tennisplatz, bietet sich bald als Platzwart an und bespannt den feinen Damen des Heidenheimer TC die Schläger, gegen eine entsprechende Gebühr, versteht sich. Mit elf landet er beim Rudern, soll gemeinsam mit anderen Heidenheimer Pimpfen die Hitlerjugend stolz machen. Er pullt an den Riemen, bis die Hände offen sind, lernt Knoten schlagen, Morsen und Flaggen schwenken und hält an drei Tagen in der Woche sein Boot auf Kurs. Mit 15 Jahren räumt er beim Tischtennis ab, reüssiert beim Fechten und taucht mit seinen Erfolgen regelmäßig in der Zeitung auf. Nun werden auch die Mädchen auf ihn aufmerksam.

Angefangen hat alles auf Skiern, damals, als sein Vater auf einmal mit den Fassdauben ankam. 1934 gab es noch keine mehrfach verleimten Kunststoffskier mit Stahlkanten, man durfte also nicht wählerisch sein, wenn man im Winter die Hänge herunterwollte. Also rutschte Schickler eben auf den Fassdauben durch den Schnee, und weil er das gut machte und keine Angst hatte, blieb er dabei. »So habe ich Skifahren gelernt«, sagt er.

Skifahren wurde *sein* Sport. Zunächst fährt er nur Abfahrtsski, später macht er auch mal einen Riesenslalom, doch je älter er wird, desto enger rücken die Stangen zusammen, und schließlich landet er beim Slalom. Wie alle technischen Disziplinen, erfordert der Slalom eine gute Vorbereitung und starke Nerven. Slalomfahrer sind die Seiltänzer unter den Wintersportlern, Fehler sind nicht erlaubt. Wer einfädelt, fliegt raus. Der Slalom ist vor allem eine Frage des Kopfes.

Genau das Richtige für ihn.

***

Das erste Gespräch mit Schickler dauert sechs Stunden. Während der ganzen Zeit sitzt er kerzengerade in seinem Stuhl, den Blick fest auf sein Gegenüber gerichtet. Hat er eine Geschichte beendet, lehnt er sich kurz zurück, legt zufrieden die Hände in den Schoß und gönnt sich ein süffisantes Lächeln. Dann bringt er schon die nächste Story in Anschlag. Kaum, dass ihm mal ein Detail oder eine konkrete Jahreszahl nicht einfällt. Seine Gedanken flippern in hohem Tempo durch den Raum, man muss schnell sein, um ihnen zu folgen. Manchmal fliegt ihm ein Gedanke auch einfach davon, wie ein zu hart geschlagener Tennisball. Dann streicht er durch seinen weißen Bart und fragt: »Wissen Sie, was ich meine?«

Seine Erlebnisse gibt er gelegentlich bei Poetry-Slams zum Besten. Mit fast 90 steht er dann auf einer Kleinkunstbühne auf der Reeperbahn und unterhält ein sehr junges Publikum mit Schwänken aus seinem Leben. Das kommt an. Er hat die Slams schon mehrfach gewonnen. Dass er geistig und körperlich blendend in Schuss ist, schreibt Schickler dem regelmäßigen Training zu, der Gymnastik, dem Radfahren und Schwimmen – er hat ein Schwimmbad zu Hause – und der ausdauernden Beschäftigung mit den Dingen. Was ihn interessiert, damit setzt er sich eingehend auseinander, seine Lektüre umfasst alles aus Politik, Medien, Kunst und Literatur. Bücher liest er mitunter auch im englisch- und französischsprachigen Original. Fit hält ihn auch das Ferienhaus in Südfrankreich, in das er mit seiner Frau während der Sommermonate umsiedelt. Eigentlich hat er das Arbeiten nie aufgegeben. Nachdem er seine Karriere als Medienmanager beendet hatte, gründete er eine Unternehmensberatungsagentur und führte sie zum Erfolg. »Wir essen gesund.

Wir rauchen nicht. Wir trinken nicht mehr, als die Polizei erlaubt. Und wir kümmern uns intensiv um unsere fünf Kinder, zwölf Enkel und bald acht Urenkel.«

Für Schickler war Ruhestand nie gleichbedeutend mit Nachlassen, Hinsetzen, Ruhigwerden. »Solange man arbeiten kann, soll man arbeiten«, meint er und zitiert damit einen schwäbischen Leitspruch. Auch wenn er in Hamburg lebe, in dem Punkt sei er doch hundertprozentiger Schwabe. »Arbeit macht mir Freude! Das ist keine Belastung. Auch im Beruf war das nie eine Belastung, wenn ich 80 Wochenstunden arbeiten musste.« Seine schwäbische Heimat hat aber nicht nur sein Arbeitsethos geprägt, sondern auch seine Sportkarriere entscheidend beeinflusst.

***

»Die Welt steht vor einem demografischen Meilenstein«, heißt es im Alterungsreport der Weltgesundheitsorganisation WHO. »Seit dem Beginn der Datenerhebung hat es immer mehr Kinder als Alte gegeben.«[1] 2019 war das nicht mehr der Fall. Da gab es erstmals mehr alte Menschen über 65 Jahre als Kinder unter 5 Jahren auf der Welt. Die Lebenserwartung 65-Jähriger beträgt in Deutschland zurzeit 21 Jahre im Schnitt.[2] Wer heute 65 ist, hat also gute Chancen, das 85. Lebensjahr zu erleben. In Frankreich, Spanien oder Japan beträgt sie sogar 23 beziehungsweise 24 Jahre.[3] Seit dem Beginn des 20. Jahrhunderts steigerte sich die Gesamtlebenserwartung in den hochentwickelten Industrieländern auf knapp 30 Jahre[4] und damit um fast ein Drittel der Lebensspanne. Das sind 10 000 Tage, die der Mensch geschenkt bekommt. Und die er, so viel darf unterstellt werden, möglichst gesund verbringen möchte.

Um das zu gewährleisten, sollte man die längere Lebensspanne aber nicht dazu nutzen, nichts zu tun. Genau darauf zielen jedoch traditionelle Erwerbsbiografien ab: auf das Nichtstun. Mit 65 Jahren gehen die meisten Menschen in den Ruhestand, und viele nehmen das wörtlich: Sie lassen es ruhig angehen. 65 ist nicht zufällig auch das Alter, ab dem man offiziell als »alter Mensch« gilt. Wer aber allzu ausführlich ruht, wird im Alter häufiger und früher chronisch krank, die Lebensqualität sinkt und die Wahrscheinlichkeit eines frühen Todes nimmt zu. Der Körper ist ein Verbrennungsmotor, der bewegt werden will, sonst rostet er, fängt an zu husten und gibt irgendwann den Geist auf.

Die WHO rät Senioren daher zu mindestens 150 Minuten Ausdauersport pro Woche bei mittelstarker Belastung[5] oder zu 75 Minuten Ausdauertraining bei hoher Belastung. Die Dauer der einzelnen Trainingseinheiten sollte zehn Minuten nicht unterschreiten. Ob man die 75 Minuten am Stück absolviert oder das Training in kleinere Einheiten von 3×25 oder 7×10,5 (insgesamt 73,5) Minuten pro Woche einteilt, spielt keine Rolle. Hauptsache, der Körper wird belastet. Senioren, die bereits im Training und einigermaßen fit sind, empfiehlt die WHO 300 Minuten moderate beziehungsweise 150 Minuten intensive Bewegung wöchentlich. Dadurch lässt sich die Wahrscheinlichkeit, an Krebs, Diabetes, Bluthochdruck, Knochen- und Muskelschwund, Depressionen oder Demenz zu erkranken, drastisch senken, auch das Herzinfarkt- und Schlaganfallrisiko wird deutlich minimiert. Zusätzlich wird Rentnern empfohlen, an mindestens drei Tagen in der Woche Gymnastik und an zwei Tagen Krafttraining zu absolvieren, um die Beweglichkeit des Muskelapparates zu erhalten und die Gefahr von Stürzen zu reduzieren.[6]

Laut einer bundesweiten Studie des Robert-Koch-Instituts schaffen es in Deutschland nur 20 Prozent der Menschen zwischen 18 und 79 Jahren, 2,5 Stunden Sport in der Woche zu treiben. In der Gruppe der nur über 70-Jährigen sieht es noch düsterer aus. Dort erreichen lediglich knapp 14 Prozent das von der WHO geforderte Minimum an sportlicher Aktivität.[7] Sprich, vier Fünftel der Bevölkerung macht nicht genug Sport.

Adrian Schickler zählt nicht dazu.

***

Die Geschichte des Skifahrens beginnt für Schickler auf der Schwäbischen Alb. Heidenheim zählt bis heute nicht gerade zu den Ski-Hochburgen, die Stadt liegt im Vorgebirge, »Berge« sind hier bestenfalls Hügel. Als Schickler Anfang der Dreißigerjahre losfährt, sind die Hänge nicht präpariert; wer Skifahren will, muss sich selbst eine Piste herrichten. Also trampeln Schickler und seine Freunde den Schnee mit den Füßen fest, bis sie eine Bahn haben, auf der sie fahren können. Die Abfahrt dauert nur ein paar Sekunden. Dann stapfen sie den Berg wieder hoch, die schweren Bretter auf der Schulter. »Das war das Training, das gab ordentlich Kondition«, sagt er.

Mitte der Dreißigerjahre gibt es die ersten Meterskier aus Eschenholz, die sind leichter und wendiger als die alten Fassdauben. Die Eschenskier müssen nach dem Gebrauch an den Spitzen und Enden gespannt werden, damit sie ihre Biegung behalten. Ende des Jahrzehnts kommen dann die ersten Skier mit

Hickory-Sohle und Stahlkanten auf den Markt, die lassen sich besser kontrollieren, sogar Kurvenfahrten sind jetzt drin. Von Norwegen schwappen ungefähr zur gleichen Zeit Telemark- und Kristianiaschwung herüber. Gerade der Telemarkschwung sieht elegant aus; er eignet sich bestens, um die Damen zu beeindrucken. Die Unterseiten der Skier werden mit Wachs behandelt, für den Schickler die Kerzen aus dem Pfarrhaus klaut. Die sind aus Bienenwachs und riechen gut, aber zum Skifahren sind sie ungeeignet. Also nimmt er lieber die Stumpen vom Weihnachtsbaum. Damit läuft es besser.

Die Geschichte des Skifahrens ist für Schickler auch eine Geschichte, die unter dem Hakenkreuz spielt. 1938 läutet es an der Tür der Schicklers, und als der Vater öffnet, blickt er in die kalten Gesichter mehrerer Gestapo-Männer. Die Herren kommen sofort zur Sache und setzen ihm anschaulich auseinander, warum sein berufliches Wirken im Dritten Reich nicht mehr erwünscht ist und dass eine weitere Ausübung seiner Profession ernsthafte Konsequenzen bis hin zur Verbringung in einer Haftanstalt nach sich ziehen werde. Der Vater ist Pfarrer von Beruf. Jetzt ist er arbeitslos. Im Jahr darauf stirbt Schicklers Mutter im Wochenbett. Um die Familie mit sechs Kindern zu versorgen, lernt der Vater das Geigespielen und gibt in Heidenheim regelmäßig Unterricht; das verdiente Geld reicht gerade zum Überleben.

Etwa zu jener Zeit kommt Schickler in Besitz der ersten richtigen Skier, die mit den Stahlkanten. In Polen marschieren deutsche Soldaten ein, im Radio laufen Hits wie Lili Marleen und Rosamunde, und auf dem Obersalzberg sitzt Hitler und krault seinen Schäferhund. Der Führer ist erleichtert, dass die probiotische Magen-Darm-Kur anschlägt, die ihm sein Leibarzt Dr. Theodor Morell verschrieben hat. Morell, ein schmerbäuchiger Urologe mit massigem Schädel und Nickelbrille, unternimmt täglich einen Kontrollbesuch bei seinem schwachbrüstigen Patienten. »Doktorchen, ich freue mich ja so, wenn Sie morgens kommen!«, kräht Hitler, wenn Morell mit seiner Ledertasche in der Hand durch die Tür tritt, um dem Führer eine seiner wundersamen Substanzen zu verabreichen. Der Arzt genießt unter Kollegen den Ruf eines Quacksalbers und Blenders. Aber damit fällt er auf dem Obersalzberg nicht weiter auf.

Während beim Führer die Flatulenzen nachlassen, stößt die 10. Armee tiefer nach Polen vor, Stuka-Bomber legen Wieluń in Schutt und Asche, deutsche Panzerwagen schlagen Schneisen durch Pommern und Zentralpolen, und wer sich nicht ergibt, wird vernichtet. Der Winter steht vor der Tür, auf der Schwäbischen Alb fällt reichlich Schnee und in Heidenheim dunkelt es nicht erst bei Einbruch der Dämmerung.

Über Nacht werden die Juden aus ihren Wohnungen vertrieben, ihre Geschäfte arisiert und alles, was darin ist, wird zur Plünderung freigegeben. »Da war dieses Bekleidungsgeschäft und dort gab es Ballen mit Anzugstoffen, die haben sie dann mitgenommen und aufgeladen. Da konnte sich jeder bedienen«, erinnert sich Schicklers Frau Gisela. »Ich habe auch erlebt, wie Freunde von uns von der SA aus ihrem Haus geprügelt wurden.« Auf dem Weg durch die Stadt kommt Schickler oft am Geschäft eines Uhrmachers vorbei, er steht oft vor der Scheibe und schaut zu, wie der Mann mit der seltsamen Brille die Zeit in Schwung bringt. Eines Tages ist der Stuhl des Uhrmachers leer. Schickler wird ihn nie wiedersehen.

Stattdessen sieht er, wie im Winter Lastwagen in die Stadt fahren, auf den Ladeflächen kauern Männer in gestreiften Drillichanzügen, einige tragen rosafarbene Armbinden. Sie müssen bei bitterer Kälte den Schnee wegräumen. Dann werden die Häftlinge zurück ins KZ Dachau gefahren. 1941 mussten die Menschen die Wintermäntel und die Skier abgeben, um die Soldaten im Osten zu unterstützen. Skier wurden weiß gestrichen, in der Mitte war ein grüner Streifen, die Mäntel, vorwiegend Pelzmäntel, wurden requiriert.

1941 muss Schickler ins Jungvolk. Er meldet sich für den Fanfarenzug, weil er hofft, sich der nationalsozialistischen Vereinnahmung entziehen zu können. Im Fanfarenzug legt man mehr Wert auf sauber gespielte Noten als auf ideologische Linientreue. Mittwochs und samstags werden die Märsche geprobt, sonntags zieht der Fanfarenzug dann in voller Montur durch die Stadt. Ganz vorne die NS-Kreisleitung, dann der Fanfarenzug, dahinter die verschiedenen Formationen der SA, der SS und der Hitlerjugend. »Da musste auf Anweisung der Kreisleitung geflaggt werden, die ganze Stadt musste mit Hakenkreuzen ausstaffiert werden«, erzählt Schickler. »Und wer keine Flagge raushing, riskierte, dass er ins KZ kommt.«

Dann wendet sich das Blatt. Die Alliierten landen, die Rote Armee rückt vor. Laute Schatten ziehen am Himmel vorüber, die Nächte zittern unter dem Grollen der Bomber, in den Städten heulen die Luftschutzsirenen. Schickler hat Glück, er wird nicht zum Flakdienst eingezogen. Er fährt weiter Ski. Anstatt mit Kerzen probiert er es mit Schellackplatten, die er auf die Unterseite seiner Skier bügelt: »Lili Marleen«, »Rosamunde« und »Ich brech' die Herzen der stolzesten Frau'n«. Aber er merkt bald, dass es sich auf Schellack nicht gut fährt. Also bringt er statt Lili Marleen mehrere Lagen Mullbinden auf die Laufflächen auf und versiegelt diese mit Klarlack. Eine Heidenarbeit. Schickler hofft auf bessere Zeiten.

Und die werden schon bald kommen.

***

Einmal fürchtet Schickler um sein Leben. Er rutscht bei einer Tiefschneeabfahrt in ein Schneeloch und droht zu ersticken. Er fuhr nach Pistenschluss und war ganz allein unterwegs. Irgendwie konnte er sich aus dem Loch herauskämpfen. »Da hatte ich das erste Mal schlimme Angst«, gesteht er. Eigentlich ist er vorsichtig, aber wenn etwas passiert, dann beim Skifahren. Viermal bricht er sich das Bein, einmal sogar das Brustbein. »Mit Brüchen auf dem Altar des Skilaufens bin ich gesegnet«, sagt er. Er zieht sich die schweren Verletzungen immer nur in den Hochgeschwindigkeitsdisziplinen zu, bei Abfahrt und Riesenslalom. Im Slalom passiert nie etwas, folglich fährt er irgendwann nur noch Slalom. »Warum sollte ich denn nicht weitermachen?«

Weil Neuanfangen genauso gut ist wie Weitermachen, probiert er neben dem Skifahren noch andere Sportarten. Er fechtet, reitet, ist ein guter Leichtathlet, bekommt ein Fulbright-Stipendium und geht zum Studium nach Amerika, feilt nebenbei an seinem Tennisspiel und schafft es bis ins Viertelfinale der Nordamerikanischen Tennismeisterschaften. Er zieht herum, ist ständig unterwegs, pendelt zwischen Deutschland und Amerika, zwischen Hamburg, Ohio und Südfrankreich. »Reisen, völlig ohne Ziel, einfach vagabundieren, das ist sehr wichtig für mein Leben gewesen.«

Er probiert alles aus, was das Leben im Angebot hat, geht hierhin und dorthin, wird erwachsen, studiert Betriebswirtschaft, saugt stapelweise Lektüre auf, diplomiert und promoviert. Er macht viel Sport und Musik und irgendwann auch Geschäfte, erst kleine, dann große. Als Manager baut er eines der größten deutschen Verlagshäuser mit auf, ist an der Gründung einer der renommiertesten Journalistenschulen des Landes beteiligt und hastet als Vielflieger mit Aktentasche und Borsalino durch die Transitbereiche der Airports. Er steigt auf, steigt wieder ab. Heiratet, zeugt fünf Kinder, baut ein Haus, ist sesshaft und rastlos zugleich. Er jongliert mit vielen Bällen. Und wenn etwas klappt, probiert er bald darauf etwas Neues.

»Ich habe immer nach einem Gleichgewicht gesucht, also nie eine verbissene Tiefe und Einseitigkeit zugelassen«, sagt er. »Einseitigkeit ist nicht meine Veranlagung, sondern Vielseitigkeit. Von vielen Dingen ein wenig.« Er lacht. »Oder auch gern ein bisschen mehr.«

***

Schickler schickt jedes Jahr aus dem Winterurlaub eine Postkarte. Nicht an die Verwandtschaft. Er schickt sie an den Arzt, der ihn vor beinahe 20 Jahren am Herzen operierte. 2002 musste er sich dem Eingriff unterziehen, nachdem bei einer Vorsorgeuntersuchung eine Herzinsuffizienz festgestellt worden war. Gewundert hat ihn die Diagnose nicht, das schwach durchblutete Herz liegt in der Familie. Seine männlichen Vorfahren sind fast alle an Herzinfarkt gestorben und wurden kaum älter als 60 Jahre. Der Arzt, der ihn operiert hatte, prognostizierte Schickler, er werde sicher 76 Jahre alt werden – so hoch war damals die mittlere Lebenserwartung für Männer in Deutschland. Inzwischen ist Schickler über die Prognose des Professors schon zwölf Jahre drüber, deshalb schickt er ihm jeden Winter eine Karte vom Skifahren mit den besten Grüßen. Und der Professor antwortet jedes Mal: »Ich bin stolz auf Sie.«

Dass Schickler trotz seiner ungünstigen genetischen Disposition weit über die mittlere Lebenserwartung für Männer hinaus ist, liegt sehr wahrscheinlich auch an seiner ausgewogenen Ernährung – viel Gemüse, wenig Fleisch, kaum Fett – und seinem aktiven Lebenswandel. Wer sich nicht ausreichend bewegt, verdoppelt das Risiko seines vorzeitigen Todes. Umgekehrt senkt, wer regelmäßig Sport treibt, die Wahrscheinlichkeit, dass ihn eine chronische oder potenziell tödliche Krankheit dahinrafft. Das ist eigentlich einleuchtend. Dennoch ist das Wissen um diese Zusammenhänge in weiten Teilen der Bevölkerung nicht immer vorhanden.

Was die Lebenserwartung angeht, gibt es große Unterschiede zwischen Industrienationen und Entwicklungsländern, aber auch innerhalb der westlichen Wohlfahrtsstaaten, sie verlaufen meist entlang der Bildungs- und Einkommensgrenzen. So beträgt die Differenz in Sachen Lebenserwartung in manchen Landkreisen der USA bis zu 20 Jahre.[8] Und auch in Deutschland gibt es regionale Unterschiede, in Baden-Württemberg oder auch am Starnberger See ist die Lebenserwartung am höchsten, im Saarland und in Sachsen-Anhalt am niedrigsten (bis zu drei Jahre Differenz). Nicht zufällig unterscheiden sich die genannten Regionen in ihrer sozioökonomischen Zusammensetzung erheblich.

Einer Studie zufolge erkranken Menschen mit niedriger sozioökonomischer Stellung im Vergleich zu Angehörigen der Mittel- und Oberschicht häufiger an Diabetes und haben ein höheres Risiko für depressive Symptome, krankhaftes Übergewicht und sportliche Inaktivität.[9] »Wohlstandsrisiken« wie Rauchen, Fehlernährung, Bewegungsmangel und Übergewicht kommen dagegen seltener vor, je besser eine Bevölkerungsgruppe gebildet ist. Gerade Akademiker mit hohem Einkommen pflegen insgesamt einen ausgeglichenen, aktiven Lebensstil. Oder wie Schickler sagt: »Maß halten, nichts übertreiben und immer dazulernen wollen. Daran ist nichts Meisterliches.«

***

Es gibt eine Fülle von Geschichten, die etwas über Schicklers Umtriebigkeit sagen und darüber, wie geschmeidig er sich zwischen den Welten zu bewegen versteht. So lernt er schon während des Krieges Englisch. Als der Krieg vorbei ist, spricht er die Sprache so gut, dass er dem Sohn eines Rabbiners Englischunterricht gibt. Der Rabbi und seine Familie haben den Holocaust überlebt und warten nun in einer speziell abgeschirmten Siedlung für *displaced persons* auf ihre Ausreise aus Deutschland. Schickler unterrichtet zunächst nur den Sohn; weil das gut läuft, unterrichtet er bald auch die Tochter und irgendwann die anderen fünf Kinder – und die Mutter. Da Schickler nicht nur Englisch spricht, sondern auch in Mathematik, Geschichte und Geografie ganz gut im Stoff ist, unterrichtet er die beiden Fächer gleich mit. »Am Ende saßen da sechs, sieben Kinder und die Mutter, und der Rabbi saß hinten in der Ecke und schaute, was ich da mache.« Er macht das offenbar gut, denn er unterrichtet seine jüdische »Klasse« schon frühmorgens, geht dann selbst in die Schule und eilt nach dem Unterricht wieder ins Haus des Rabbiners, um dort in die Rolle des Privatlehrers zu schlüpfen.

Auch den Amerikanern, die in Heidenheim stationiert sind, bietet der junge Schickler seine Dienste an. Er verdingt sich immer wieder mal als Dolmetscher für die 7. Panzerdivision der US-Armee und hält sich dabei häufiger auf der Krankenstation des Armeehospitals auf. Dort darf er sich an einem Korb mit Kondomen bedienen. Kondome sind damals heiß begehrt. Da Schickler aber erst 14 Jahre alt ist und keinerlei praktische Erfahrung im Umgang mit den Dingern hat, tauscht er sie beim Bäcker gegen Brezeln ein. »Auf diese Weise habe ich meinen Bedarf an Nahrungsmitteln durch das Verscherbeln von Kondomen gedeckt.«

So vagabundiert er durch die Zeitläufte, lässt seinen Charme spielen, hat ein gutes Gespür für den günstigen Moment und das nötige Durchhaltevermögen, wenn es drauf ankommt. In Baden-Württemberg gelingt es ihm Ende der Sechzigerjahre, für die Abschaffung der Prügelstrafe zu sorgen – nach langem Kampf mit der konservativen Landesregierung und gegen den Widerstand des damaligen Kultusministers Wilhelm Hahn. Dabei ist Schickler eigentlich nur Elternvertreter an der Waldorfschule seiner Kinder, aber irgendwie nimmt auch diese Sache erneut Fahrt auf. Er tritt in die FDP ein, findet sich in der Kommunalpolitik wieder, dann in der Landespolitik, und irgendwann bekommt er einen Anruf aus dem Bonner Regierungsviertel. Ob er sich vorstellen könne, einen Job im Bundeswirtschaftsministerium anzunehmen? Die Aufgabe reizt ihn, aber die Belastung für seine Familie erscheint ihm zu hoch. »Ich wusste, wenn ich richtig in die Politik einsteige, dann bin ich jeden Abend in irgendwelchen Wirtshäusern und muss mit den Kaninchenzüchtern verhandeln.« Er lehnt das Angebot dankend ab, und weil ihm der neoliberale Kurs der FDP nicht mehr gefällt, tritt er auch gleich aus der Partei aus.

»Ich habe da einen Strich drunter gezogen; seitdem auch nie wieder Kontakt gehabt.«

***

Angst ist ein schlechter Begleiter beim Skifahren. Wer hinter jeder Bodenwelle einen Abgrund fürchtet, kommt nicht weit. Angst bremst. Schickler lässt es laufen. Er ist kein Draufgänger, aber er teilt sich die Strecke immer so ein, dass er genug Kraft übrighat. Meistens hat er viel Kraft.

Etwa, um eines der anspruchsvollsten Instrumente der Welt zu spielen, das Alphorn. Hat er sich selbst beigebracht. Jeden Tag übt er im Keller 20 Minuten, länger geht's nicht, weil das Alphornspielen so anstrengend ist. Als er vor Kurzem beim Arzt war, um einen Leistungstest zu machen, musste er in ein Gerät pusten, der Arzt wollte seine Lungenkapazität prüfen. Er hat dann so fest hineingeblasen, dass das Gerät kaputt ging. »Ach, ja. Diese Pustegeschichte«, erinnert sich Schickler, »da musste mein Arzt sich erst mal ein neues Gerät bestellen.«

Auf meine Bitte hin holt er das fast 4 Meter lange Instrument aus dem Keller, steckt es in seinem Wohnzimmer zusammen und spielt ein paar Melodien. Ganz weich schneien die Töne in den Raum, getragen von einem tiefen Brummen, mit dem man ein ganzes Tal füllen könnte. Wie Schickler dort steht in seinem Haus bei Hamburg und mit dicken Backen in das Alphorn bläst, wirkt er wie der glücklichste Mensch. Ein Bergmensch. Es scheint fast so, als könnte er gleich seine Eschenskier anschnallen, die Pudelmütze aufsetzen und mit Telemarkschwung die Hänge heruntergleiten. Wie damals, auf der Schwäbischen Alb, als das alles anfing.

»Ooohh, ja!«, sagt Schickler zum Abschied noch. »Ohne Sport wäre das Leben wirklich ganz schön trist gewesen über all die Jahre.«

LEICHTIGKEIT

»If you're going through hell, keep going.«

Winston Churchill

Als Ingrid Holzknecht die Kugel mit einem satten Stoß in die Luft befördert, merkt sie gleich, was los ist. Zwei Kilogramm graulegiertes Metall, die jetzt im 40-Grad-Winkel durch den mittelthüringischen Sommerhimmel fliegen und dabei eine schöne, aber viel zu kurze Parabel beschreiben. Die Kugel ist noch nicht in den Sand geplatscht, da dreht Ingrid schon ab. Gute 9 Meter. »Mensch, das war ja richtig schlecht«, sagt sie.

Hans, ihr Mann, lehnt an einer Werbebande. »Das kann sie besser.«

Ingrid zählt zu den erfolgreichsten Leichtathletik-Seniorinnen des Landes. Sie hat 229 Titel gewonnen, und heute will sie sich den 230. holen. Doch die 79-Jährige hat Schmerzen. Sie massiert ihre kaputte Schulter und verzieht das Gesicht. Auch die Schrauben in den Knochen ihrer Hand knirschen. Hans bietet ihr einen Stuhl an. Sie will nicht. »Nee, sitzen tut mir weh«, sagt sie. »Ich hab' schon den ganzen Tag Schmerzmittel genommen.« So geht das in letzter Zeit häufig, wenn sie beim Sport ist.

Im Vergleich zu dem, was sie bereits durchgemacht hat, sind die Schmerzen heute ein Klacks.

***

Ein Sonntagmorgen im Juni 2019. Auf dem Sportplatz »Schöne Aussicht« in Zella-Mehlis finden die Deutschen Seniorenmeisterschaften im Wurf-Fünfkampf statt. Der Wurf-Fünfkampf ist eine traditionelle Mehrkampfdisziplin der Leichtathletik, die Athleten treten dabei in den Disziplinen Kugelstoßen, Diskus-, Hammer-, Gewicht- und Speerwurf an. Das Wetter in Thüringen ist prächtig, am Himmel lungern ein paar Wolken herum, die Sonne brennt heiß auf den Aschenplatz und auf den Bierbänken vor dem Vereinsheim des TSV Zella-Mehlis nippen ein paar dreiviertelbehoste Herren an ihrem Radler. Ein Mann schichtet Rostbratwürste von einem Grill auf den anderen, und der Filterkaffee, den eine freundliche Dame aus der Thermoskanne im Vereinsheim pumpt, ist so stark, dass man ihn auf Rezept verabreichen sollte.

Auf dem Aschenplatz beginnt gleich der Wettbewerb. Eine Frauenstimme ertönt. »Und jetzt bitte die Damen der W70 und W75 zum Diskuswurf!«, knarzt es aus dem Megafon. Im Gänsemarsch bewegen sich die Damen durch die pralle Sonne in Richtung Wurfkäfig. Die finster dreinblickende Megafon-Frau sitzt derweil im Schatten eines provisorischen Gartenpavillons und blättert durch die Startlisten. Sie trägt ein weißes Polohemd, weiße Jeans und weiße Turnschuhe. Wieder knarzt das Megafon: »Holzknecht, Ingrid. Startnummer 645. LG Elmshorn.« Der Job scheint ihr so viel Spaß zu machen wie ein vereiterter Backenzahn.

Dann geht es endlich los. Damendiskus, erster Durchgang. Körper rotieren, Diskusscheiben zischen durch die Luft, Asche wirbelt auf. Einige Würfe werden für ungültig erklärt, die Damen sind noch nicht im Flow. »Dat war ja schon mal jar nix«, schimpft eine grauhaarige Athletin in schönstem Rheinisch: »Aus der Lamäng kannste dat nit.« Sie kann den Wurf ja nicht einfach aus dem Ärmel schütteln. Also macht sie schnell noch ein paar Trockenübungen, knetet die Muskeln warm, simuliert den Drehstoß.

Ingrid ist schon warm. Gleich im ersten Durchgang schlägt ihr Diskus kurz hinter der 25-Meter-Linie ein. »Das war ja nu gar nich' so schlecht, nich'?«, sagt Ingrid. Damit hat sie recht. Den Diskus wird an diesem Tag niemand weiter werfen als sie. Aber es kommen ja noch vier Disziplinen.

***

Zella-Mehlis, drei Jahre zuvor. Am Sonntag, dem 28. August 2016, verlassen Ingrid und ihr Mann Hans Holzknecht Thüringen und fahren mit ihrem Toyota-Kombi über die Autobahn 71 in Richtung Süden. Wie fast jedes Jahr hat Ingrid an der Mehrkampf-DM teilgenommen. Wie fast jedes Jahr hat sie gewonnen. Jetzt geht es in den Urlaub nach Österreich, wie jedes Jahr.

Die beiden leben in der Nähe von Hamburg, ihren Sommerurlaub verbringen sie auf einer kleinen Alm am Großglockner. Wandern, Vögel beobachten und zwei Wochen lang nichts von der Welt mitbekommen. So sieht das aus.

Die ersten Tage auf der Alm plätschern dahin, das Wetter ist gut, die Luft sowieso. Am Sonntag, dem 4. September, bricht Ingrid morgens um 10 Uhr vom Berggasthof »Glocknerhaus« zu einer Wanderung auf. Der Gasthof liegt auf 2132 Meter Höhe, und Hans kann die etwa zweistündige Route wegen seiner Prothesen in Knie und Hüften nicht mitgehen. Zu anstrengend. Er setzt Ingrid bei strahlendem Sonnenschein am »Glocknerhaus« ab, schießt noch ein Foto von ihr, gibt ihr einen Kuss und bittet sie, vorsichtig zu sein. Die beiden kennen die Gegend gut, sie sind die Route schon häufig gegangen, aber man kann ja nie wissen.

Hans geht in den Gasthof und trinkt einen Kaffee. Zwei Stunden später kommt er zum vereinbarten Treffpunkt, Ingrid ist noch nicht aufgetaucht; drei Stunden später immer noch nicht. Alle Wanderer, denen Hans begegnet, haben von Ingrid nichts gesehen. Sie ist jetzt fast vier Stunden weg. Panik bricht in ihm aus. Er ruft die Polizei, meldet seine Frau als vermisst und macht sich gemeinsam mit einem Polizisten auf die Suche. Ohne Erfolg. Inzwischen sind fünf Stunden vergangen, das Wetter ist umgeschlagen, dunkle Gewitterwolken türmen sich über den Gipfeln der Großglocknergruppe auf. Von Ingrid keine Spur. Dann beginnt es zu regnen.

Ingrid spürt die Tropfen, merkt, wie der Regen auf sie niederprasselt. Sie liegt mit einem schweren Schädel-Hirn-Trauma in einer Schlucht unterhalb der Pasterze, des größten Gletschers in den Ostalpen. Stunden zuvor ist sie vom markierten Weg abgekommen und 150 Meter in die Tiefe gestürzt. Fünf ihrer Rippen sind gebrochen, zwei davon in die Lunge eingedrungen, beide Schlüsselbeine sind zertrümmert, ebenso die rechte Hand. Ihre

Sehne im linken Ellenbogen ist gerissen, die Nase gebrochen und ihr Gesicht von der Brille zerschnitten. Sie kann sich nicht bewegen, nicht auf sich aufmerksam machen, ihre Kleidung hängt in Fetzen. Und sie verliert Blut.

Das Problem: Die Stelle, an der Ingrid liegt, ist von oben kaum einzusehen. Die zahlreichen Wanderer können sie nicht sehen. Unterdessen wird der Regen stärker. Der Regen ist das Einzige, an das sie sich später erinnern wird. »Sonst kann ich mich an nichts mehr erinnern«, sagt sie. Sie macht eine Pause. »Ich weiß nur, dass der Sport mein Leben gerettet hat.«

***

Der Begriff hat in den vergangenen Jahren das Interesse auf sich gezogen. Resilienz bezeichnet die unterschiedlich ausgeprägte Fähigkeit des Menschen, mit einschneidenden Lebensereignissen und Krisenerfahrungen umzugehen. Insbesondere die Wirtschafts- und Sportpsychologie beschäftigt sich mit dem Faktor, gibt er doch Aufschluss darüber, wie belastbar etwa Leistungssportler oder Manager sind und wie sich ihre Widerstandsfähigkeit in Druck- und Krisensituationen entwickelt, über welches Maß an mentaler Stärke sie verfügen.

Es wird davon ausgegangen, dass Resilienz das Ergebnis eines andauernden Prozesses ist, in dem sich wiederholende Stresserfahrungen in bestimmten lebensweltlichen Kontexten Einfluss auf die individuelle Belastbarkeit einer Person haben.[1] Ein solcher Kontext ist zum Beispiel der Sportplatz. Wer den Leistungsdruck einer Meisterschaft oder eines einzelnen Wettkampfes kennt, der entwickelt höchstwahrscheinlich Strategien, um den Stress entweder auszublenden oder sogar in positive Energie umzuwandeln. Sportler verfügen meist über ein hohes Resilienzpotenzial.[2]

Ihre Resilienz lässt sich aber nicht nur auf der mentalen Ebene beobachten. Auch die physische Resilienz ist bei Sportlern häufig stärker ausgeprägt als bei Nicht-Sportlern. Die höhere körperliche Belastbarkeit erlaubt es ihnen, psychische wie physische Traumata infolge von Unfällen zügiger und lösungsorientierter zu verarbeiten. Zudem liegt ihre Schmerztoleranz in der Regel über der von Nicht-Sportlern.[3]

Ingrid bescheinigen die Ärzte später eine ausgeprägte Resilienz.

***

Der italienische Gleitschirmlehrer Giuseppe Mastromichele ist an diesem 4. September mit seiner Freundin Janna im Gletschergebiet unterwegs; er interessiert sich für Murmeltiere. Im Gebirge pirscht er sich gern an die Nager heran, um sie zu studieren und zu fotografieren. Dafür steigt er mit seiner Kamera den steilen Hang einer Schlucht hinunter. Er hat ein Murmeltier gesichtet und will es knipsen. Beim Abstieg fällt sein Blick auf etwas Weißes, das da nicht hingehört. Es ist Ingrids Anorak. Sie hatte ihn an ihrem Rucksack festgemacht, als sie am Morgen losgewandert ist.

Giuseppe sieht die schwer verletzte Frau ein ganzes Stück weiter unten in der Schlucht liegen. Er steigt sofort wieder hoch, läuft zum »Glocknerhaus« und verständigt die Bergwacht. Als wenig später der Notarzt eintrifft, atmet Ingrid nur noch schwach, aber sie ist noch ansprechbar. Seit sechs Stunden liegt sie mit zerfetzter Kleidung, zerschmetterten Knochen und stark blutend im Regen. Dass sie überhaupt noch lebt, ist ein Wunder. »Die kriegen wir durch«, sagt der Notarzt.

Dann wird Ingrid ohnmächtig, ihr Kreislauf bricht zusammen, die Hilfskräfte müssen sie noch am Unfallort mehrfach reanimieren. Die Bergung gestaltet sich als äußerst schwierig. Um Ingrid aus der engen Schlucht herauszubekommen, wird ein Rettungshubschrauber gerufen; der Pilot ist erfahren, aber er braucht mehrere Anläufe, um in den schmalen Kessel zu fliegen. Die Bergretter legen Ingrid auf eine Trage, per Seilwinde wird sie in die Höhe gezogen. Dann fliegt sie der Hubschrauber in die Uniklinik nach Salzburg. Unterwegs fällt sie ins Koma.

***

Auf dem Sportplatz »Schöne Aussicht« ist Ingrid inzwischen bei der zweiten Disziplin angekommen, dem Gerätwurf. Sie wirft gut, lässt sich die Schmerzen in der Schulter und in der Hand nicht anmerken. Zwischen den Würfen plaudert sie mit den anderen Damen, schäkert mit den Kampfrichtern und bespricht sich mit ihrem Mann. Hans war früher auch ein erfolgreicher Werfer. Er weiß, worauf es ankommt. Er korrigiert sie, muntert sie auf, kümmert sich. Auf seine Krücken gestützt, bleibt er während des Wettkampfes ständig in Kontakt mit ihr. Ein leichtes Kopfnicken genügt und Ingrid weiß, was falsch läuft.

Beim Hammerwurf nickt Hans ziemlich häufig. Ingrid kommt nicht an ihre Bestweite heran, ihr Vorsprung schmilzt.

Sie hadert mit der Technik. Vor dem Kugelstoßen, der vorletzten Disziplin, wächst auf einmal der Druck. Wenn sie den Titel verteidigen will, muss jetzt etwas kommen. Aber das kennt sie schon.

Im Laufe ihrer Leichtathletikkarriere sammelt Ingrid eine unglaubliche Zahl an Erfolgen. Den ersten Wettkampf gewinnt sie im Jahr 1956, als sie Hamburger Meisterin im Kugelstoßen, Diskus- und Speerwurf wird, im Trikot des Hamburger SV. 1975 holt sie ihren ersten Seniorentitel. 1988 siegt sie bei der EM in Verona völlig überraschend über die 400 Meter und stellt dabei noch einen neuen Europarekord auf. Damals läuft sie noch die Kurz- und Mittelstrecke. »Das war eigentlich mein schönster Titel«, sagt sie. »Damit hätte ich nie gerechnet, dass ich das schaffe.« Sie schafft aber noch viel mehr. Krönt sich allein 29-mal zur Welt- und Europameisterin, wird 39-mal Deutsche Meisterin. Insgesamt kommt sie bis heute auf 230 Erstplatzierungen in 15 verschiedenen Leichtathletikdisziplinen.

2002 dann ein Schock. Sie hat einen Herzinfarkt, ein Stent wird eingesetzt. Mit dem Sport macht sie weiter, sie beschränkt sich nun aber auf die Wurfdisziplinen. Das Laufen gibt sie auf, sie will kein Risiko eingehen. Mit Hans fliegt sie zu internationalen Meisterschaften nach Izmir, San Sebastian, Stockholm, Budapest, Ancona, Helsinki oder Oslo, sogar bis nach Australien, wo sie an der Leichtathletik-WM der Senioren teilnimmt. Von ihrem Herzproblem merkt sie jahrelang nichts. Sie fühlt sich topfit.

***

Als Hans seine Frau auf der Intensivstation das erste Mal besuchen darf, bricht er in Tränen aus. Ihr rechter Arm ist komplett in Gips, der linke fixiert, ihr Gesicht ist grün und blau, sie hat überall Schwellungen, und in der Lunge steckt ein Schlauch, aus dem Flüssigkeit herauskommt. »Den Anblick werde ich nie vergessen«, erinnert sich Hans. Ingrid hat den 150 Meter tiefen Sturz überlebt, aber ihr Zustand ist nach wie vor kritisch. Nach einer Woche im Koma erlangt sie das Bewusstsein zurück. Noch auf der Intensivstation sagt sie: »Ich will wieder Sport machen.« Hans verschlägt es die Sprache, hält das für wirres Gerede. Er lacht und beruhigt seine Frau. Aber Ingrid sagt nochmals: »Ich muss wieder Sport machen.«

Die folgenden Wochen werden zum Kampf gegen den inneren Schweinehund. Ingrid will wieder ins Leben zurück, und zwar in ihr altes. So, wie es früher war. Sie hat sich einiges vorgenommen. Ihr Sprachzentrum ist beschädigt, sie kann sich nur mit Mühe artikulieren, außerdem plagen sie heftige Schwindelattacken. Beim Atmen schmerzt die Lunge, der Rücken ist verkrümmt und die rechte Hand so kaputt, dass sie kaum noch zu gebrauchen ist. Kugelstoßen? Diskuswerfen? Speer? Noch dazu auf Wettkampfniveau? Schon in der Klinik beginnt sie mit leichten Übungen am Krankenbett.

Sie wird mehrfach operiert, die Hand mit sechs Schrauben fixiert, das Schlüsselbein mit einer Stahlplatte neu aufgebaut. Über eine Flügelkanüle an Ingrids linker Hand tröpfeln starke Medikamente in ihre Venen, gegen die Schmerzen. Es kommt zu Komplikationen. Ingrid kann das Essen nicht halten, erbricht sich immer wieder – durch den Sturz hat sich ihr Magen verschoben, eine Operation ist nicht möglich. Aber auch das hält sie aus. Als sie wieder zu Hause ist, massiert Hans ihre kaputten Glieder, wechselt die Verbände, kocht, putzt und baut an seiner Werkbank im Keller an Trainingsgeräten, mit denen Ingrid Greifen lernen und die Kraft im Unterarm trainieren kann. Sie beginnt mit Tai-Chi, Pilates und einer speziellen Rückengymnastik. Das Training tut weh, aber sie zieht es durch. Sie glaubt an sich. Sie will zurück auf den Sportplatz.

Dann der nächste Rückschlag. Die Ärzte entdecken ein Aneurysma – eine gefährliche Anomalie der Aorta. Dabei weitet sich das betroffene Gefäß und droht im schlimmsten Fall zu reißen. Menschen ab sechzig haben ein erhöhtes Risiko, Aneurysmen zu entwickeln. In den vergangenen 20 Jahren hat die Wahrscheinlichkeit, an einem Aneurysma zu erkranken, deutlich zugenommen, von 3 auf bis zu 16 Fälle pro 100 000 Einwohner. Verantwortlich dafür ist wahrscheinlich ein zunehmend inaktiver Lebensstil in breiten Teilen der Bevölkerung. Ingrid ist das Gegenteil von inaktiv. Wieso das Aneurysma? Sie fällt nach der Diagnose in ein Loch. Ihr Plan, so schnell wie möglich wieder auf den Sportplatz zurückzukehren, wird immer unrealistischer. Die Ärzte wollen so schnell wie möglich operieren. Doch dann teilt ihr ein anderer Kardiologe mit, dass eine Operation nicht nötig sei, die Gefäßerweiterung habe noch kein bedenkliches Ausmaß angenommen, die Gefahr sei kontrollierbar. Und dass es das Beste sei, möglichst bald wieder mit dem Sport anzufangen.[4] Ingrid ist völlig aus dem Häuschen.

»Plötzlich hatte ich wieder eine ganz neue Frau«, sagt Hans.

***

Sport als therapeutische Maßnahme gilt nach Unfällen und insbesondere bei kardiovaskulären Erkrankungen als wirksame Methode, um Muskelkraft, Beweglichkeit und körperliche wie seelische Ausgeglichenheit wiederherzustellen und damit die allgemeine Lebensqualität zu steigern.[5] Wo kostenintensive medikamentöse Therapien oft nur einzelne körperliche Mechanismen ansprechen, spricht vieles dafür, dass sich Sport in der Rehabilitation auf den gesamten Organismus positiv auswirkt.[6] Allerdings sind die rehabilitierenden Effekte abhängig von der Intensität des Trainings (und davon, wie viel Training dem Patienten zugemutet werden kann). Schon eine moderate sportliche Belastung kann aber kurzfristig zu einer deutlichen Verbesserung des körperlichen Leistungsvermögens und der Motivation führen.

Und je schneller ein Patient nach einem Unfall mit Rehabilitationsmaßnahmen beginnt, desto mehr seines ursprünglichen Leistungsvermögens lässt sich zurückgewinnen. Dadurch kann verhindert werden, dass Patienten in eine psychische Abwärtsspirale geraten. Aufgrund der erkrankungsbedingten Inaktivität drohen sie in ein Motivationsloch zu fallen, das wiederum zu Bewegungsmangel und einer weiteren Verstärkung der Niedergeschlagenheit führt.[7] Ein Teufelskreis, der sich vermeiden lässt.[8]

»Mein Selbstvertrauen ist durch den Sport wieder gewachsen«, sagt Ingrid.

Sieben Monate nach dem furchtbaren Sturz am Berg steht Ingrid zum ersten Mal wieder auf dem Sportplatz. Vorsichtig nimmt sie ein Wurfgerät in die Hand, erst den Diskus, dann die Kugel. Es fühlt sich an, als würde sie zum ersten Mal werfen. Ganz leichte Wurfübungen, kleine Schwünge, testen, ob es überhaupt noch geht. Hans steht hinter ihr. Er sieht gleich, dass die Routinen, die Abläufe noch da sind. Erst ist das alles noch etwas wacklig, aber dann fliegt die Kugel. Und der Diskus auch. »Ich hab' geheult wie ein Schlosshund«, sagt Ingrid.

Ende Juni 2017 tritt sie mit bandagierter Hand bei den Deutschen Meisterschaften in Zittau an. Sie lässt sieben Konkurrentinnen hinter sich und gewinnt auf Anhieb Gold im Kugelstoßen. Hans steht im Stadion und kann es kaum glauben. Die beiden fallen sich in die Arme. Tags darauf verdreifacht Ingrid ihre Goldausbeute durch die Siege im Diskus- und Hammerwurf. Ein unglaubliches Comeback. »Wir hätten am liebsten die ganze Welt umarmt«, sagt er.

***

In Zella-Mehlis steht jetzt das Kugelstoßen an. Noch vor dem ersten Versuch prallt Ingrid mit der Wurfhand unglücklich an die Kugel – es ist die Hand, in der immer noch sechs Metallschrauben stecken. Der Schmerz bohrt sich in den Körper, sie beißt auf die Zähne, lässt sich nichts anmerken. Hans sieht es gleich. Ihr erster Wurf ist ungültig, der zweite landet bei 7,41 Meter, mehr als 1 Meter unter ihrer Bestweite. Ihre schärfste Widersacherin holt auf. Ingrids Führung wackelt.

»Seit dem Unfall ist es nicht mehr so wie früher«, sagt sie. Vor allem Kraft und Schnelligkeit haben nachgelassen. Sie kann auch nicht mehr so viel trainieren, wie sie gern möchte. »Es war schwer für mich, das zu akzeptieren«, gibt sie zu, »sehr schwer.« Dafür wirft sie jetzt konzentrierter, ist gelassener geworden. Was sie an Kraft verloren hat, hat sie an Leichtigkeit dazugewonnen.

Beim Speerwurf, der abschließenden Disziplin, braucht sie einen optimalen Wurf. Sie läuft an, hält den Speer fest umklammert. Zwei, drei kraftvolle Schritte, dann schleudert sie die Stange mit einer eleganten Bewegung in den Himmel. Wieder eine wunderschöne Parabel. Und dieses Mal weit genug. Ein Kampfrichter hebt die weiße Fahne, die Konkurrenz nickt anerkennend.

Ingrid gewinnt. Wieder mal.

Bei der Siegerehrung hängt ihr ein Funktionär die Goldmedaille um den Hals, dann schüttelt er ihre bandagierte Hand. Der großgewachsene Mann im beigefarbenen Anzug wirkt etwas hüftsteif, er muss jetzt Smalltalk machen. »Sie sind sicher sehr zufrieden mit ihrer Leistung?«, sagt er. Ingrid lächelt freundlich und meint:

»Na ja, das geht schon noch besser.«

ORDNUNG

*»Die Welt romantisieren heißt,
sie als Kontinuum wahrzunehmen,
in dem alles mit allem zusammenhängt.«*

NOVALIS

Normalerweise erlebe ich die Protagonisten für dieses Buch mindestens einmal beim Sport. Gerhard Müller nicht. Bei ihm war das nicht nötig. Ich hatte eine ziemlich gute Vorstellung von dem, was er machte, weil Müller sein ganzes Sportlerleben bis ins letzte Detail dokumentiert, archiviert und digitalisiert hat. Es gibt kein Spiel, keinen Torschuss, kein Rennen, keine Zwischenzeit und keinen Rekord, den er nicht sicher verwahrt hat. Es wäre auch schwierig gewesen, mich überhaupt für eine Sportart bei Müller zu entscheiden. Der Mann macht im Grunde alles, was nur irgendwie nach Sport aussieht. Mehr als 1600 Handballspiele hat er absolviert, fast 1000 Fußballmatches gespielt, hinzu kommen 888 Bowlingpartien und natürlich die 400 Triathlons, die er mit seinen 74 Jahren bislang gefinisht hat. Und die anderen Sachen, bei denen er mitgemacht hat, sind hier noch gar nicht erwähnt.

Wo soll man da anfangen?

Es ging bei ihm nicht um das konkrete Spiel oder ein bestimmtes Rennen, sondern um das sportliche Gesamtkunstwerk, das sein Leben ist. Um den Turm aus Ziffern und Zahlen, den der 73-jährige Multisportler im Laufe seiner Karriere angehäuft hatte. Ich war einer beispiellosen Abfolge aus Ergebnissen, Distanzen und Platzierungen begegnet, die immer länger wurde und ins Unermessliche zu wachsen schien. Ein fränkischer Golem aus Zahlen und Daten.

Müllers Spiel fand in den Akten statt. Sein Sportlerdasein führte in seinen Leitz-Ordnern, Fotoalben, Leistungsbüchern und Excel-Tabellen ein erstaunliches Doppelleben, das er in den Stunden zuvor mit wissenschaftlicher Akribie vor mir ausgebreitet hatte, wie ein Pathologe, der ein Organ nach dem anderen aus der Bauchhöhle nimmt. Irgendwann tat mir der Kopf weh. »Das war's«, sagte ich bei der Durchsicht meiner irgendwann in unverständliches Gekrakel abdriftenden Notizen. Dabei war es das natürlich noch lange nicht. Aber um Müller wirklich zu verstehen, musste ich die ganzen Zahlen erst mal verdauen. Ich ging ins Bordbistro und bestellte ein Pils.

***

Am Vormittag hatte Müller mich vor dem Bahnhof in Erlangen abgeholt. Neben ihm stand Schwipps, sein Rauhaardackel. Die Vorstellung fiel knapp aus. Es gab eine kurze, nicht allzu verbindliche Beschnupperung, dann setzten wir uns in Müllers

VW-Bus und fuhren durch Erlangen. Müller lenkte und redete, Schwipps dödelte auf dem Mittelsitz herum, ich schaute aus dem Fenster. Die Stadt schien wie blankgewienert. Menschen grüßten einander, Autos bewegten sich wie auf Schienen, niemand hupte. Hier hatte alles seinen Platz, alles war klar geregelt. Das war ich von Berlin nicht gewöhnt.

Im Sightseeingtempo gondelten wir durch die Innenstadt. »Da vonne is des alde Radhaus«, kündigte Müller schon zwei Ampeln vorher an. Es ging vorbei an der kaum zerstörten Altstadt (»Barock«), der Universität (»eine der besten in Deutschland«), Siemens (»größter Arbeitgeber in der Region«), dem Burgberg mit seinen Brauereien (»dolles Bier«). Müller begann seine Sätze mit einem flauschigen »Du musst wissen, dass ...«. Ich wusste nichts, aber er erklärte mir alles. Die ganze Stadtgeschichte.

Vom großen Brand 1706, dem einige Prachtbauten zum Opfer fielen, über den toleranten Markgrafen Christian Ernst, der die Hugenotten ansiedelte, bis zum Kampfkommandanten Werner Lorleberg, durch dessen eigenmächtige Kapitulation Erlangen im April 1945 nur knapp einer Zerstörung durch die Alliierten entkam. Schwipps döste.

Auf dem Weg nach Möhrendorf, wo Müller lebt, hielten wir plötzlich an einer schmucklosen Autobahnauffahrt. »Hier«, sagte er feierlich und machte eine Handbewegung, die an Dieter Thomas Heck erinnerte, »stehen wir am einzigen Ort Deutschlands, an dem auf einer Breite von 200 Metern vier unterschiedliche Verkehrswege zusammentreffen.« Ich schaute etwas ungläubig. Vor mir tat sich ein unwirtliches Geflecht aus Beton, Blech und Gestrüpp auf. »Die Autobahn 73, Bundesstraße 4, die Bahnlinie von München nach Hamburg und der Ludwig-Donau-Main-Kanal.« Die Orte und Zahlen sprudelten nur so aus ihm heraus, der Verkehr raste tonlos an uns vorüber. Schwipps hielt kaum noch die Augen auf.

Das Ganze war eine Symphonie aus Feinstaub, aber ich gab mich angemessen beeindruckt. Jetzt konnten wir eigentlich nach Möhrendorf fahren. Aber Müller wollte mir erst noch etwas zeigen. »Das ist das Erlangener Kanaldenkmal von 1846«, sagte er und deutete auf eine Art Wehrmauer. Auf dem Mauersockel befand sich eine Inschrift, die Müller feierlich aus dem Kopf zitierte:

»DONAU UND MAIN
FÜR DIE SCHIFF-FAHRT VERBUNDEN,
EIN WERK VON CARL DEM GROSSEN VERSUCHT,
DURCH LUDWIG I KOENIG VON BAYERN
NEU BEGONNEN UND VOLLENDET
MDCCCXLVI.«

Ich hatte schon schönere Denkmäler gesehen, aber die Kanalmauer war der Höhepunkt der Müller'schen Einführungsrunde. Ein Triumph in Regionalkunde, mittelfränkischer Transportwegegeschichte und allerhand kulturellem Spezialwissen. Ich war mir recht sicher, dass er die Runde nicht zum ersten Mal gedreht hatte, dass er sie womöglich jedem Fremden angedeihen ließ. Aber gut, viel besser konnte man sich gar nicht vorstellen.

***

Müller steht in seinem Arbeitszimmer und hält mir ein Schwarz-Weiß-Foto hin, das er soeben aus einer Klarsichthülle gezogen hat. Auf dem Bild ist Deutschlands Wunderstürmer Fritz Walter zu sehen. Walter steht da, wo er hingehört, im Strafraum. Gerade hat er den Ball aufs gegnerische Tor geköpft, doch der Keeper fliegt spektakulär und pariert den Schuss. Die Szene ist berühmt, sie trug sich während der Weltmeisterschaft 1958 zu, als Deutschland in der Vorrunde auf Nordirland traf. Die Deutschen erspielten sich im Laufe der 90 Minuten einen Haufen Chancen, doch die Partie endete 2:2, auch weil die Nordiren einen Teufelskerl im Tor stehen hatten. Einen Mann namens Harry Gregg. Gregg war Ende der Fünfziger der teuerste Torhüter der Welt, ein Typ, der die Schwerkraft verhöhnte und offenbar Magneten in den Handschuhen hatte. Er trieb die Deutschen im Alleingang zur Verzweiflung. »Von dem habe ich meinen Spitznamen bekommen«, sagt Müller.

Dann ein zweites Foto. Es zeigt eine Szene beim Feldhandball: Ein schmächtiger junger Mann springt in die Luft, mit rechts hat er zum Wurf ausgeholt, sein Körper ist gespannt wie ein Bogen, es sieht aus, als würde er für »Schwanensee« vortanzen. Hinter ihm stolpert ein Verteidiger ungelenk durch den Kreis, ein weiterer steht mit offenem Mund herum. Der junge Mann ist Gerhard Müller. Aber etwas stimmt nicht mit ihm. Er steckt nicht in einem Trikot, sondern trägt einen roten Pullover aus grobem Strick, aus dem auch noch ein Sonntagshemd mit weißem Spitzenkragen herausschaut. Das Outfit ergab sich zufällig. Er war kurz vor dem Spiel abermals als Ersatzmann eingesprungen, zum Umziehen blieb keine Zeit mehr. Die Zuschauer auf dem Fußballplatz staunten über den Modelümmel.

Sein feuerroter Strickpulli mit dem weißen V sorgte jedenfalls für Aufsehen, vor allem bei den Damen. Und das war ja nicht so schlecht. Also blieb er dabei.

Fortan trug er das Outfit jahrelang auf allen Sportplätzen. Selbst heute trägt er es noch, wenn mal wieder ein Jubiläumsspiel ansteht. Es ist immer noch derselbe Pulli, den ihm seine Mutter vor einem halben Jahrhundert gestrickt hat. Und seinen Spitznamen trägt er natürlich auch noch: »Gregg«.

***

Sein Berufsleben verbringt Müller bei der Volks- und Raiffeisenbank. Er macht die Bankkaufmannslehre und arbeitet sich nach vorn. Das Geld fällt zu jener Zeit noch nicht vom Himmel, Derivate oder Leerverkäufe gibt es noch nicht, und die Bilanzen müssen stimmen. Fehlen nach Schalterschluss zwei Pfennige in der Kasse, wird der Laden so lange auf den Kopf gestellt, bis die zwei Pfennige auftauchen. Später macht Müller eine zweite Ausbildung zum Personalkaufmann, um sich weiterzuentwickeln. Er steigt zum Bereichsleiter auf, ist immer korrekt, bis aufs Komma.

Im Arbeitszimmer seines Hauses in Möhrendorf legt er ein halbes Dutzend Leitz-Ordner auf den Tisch. In einen solchen Ordner mit dem Standardformat A4, Buchrückenbreite 80 Millimeter, passen ungefähr 600 Blätter. Macht bei sechs Ordnern 3600 Seiten, prallvoll mit Tabellen und Statistiken aus der Sportkarriere des Gerhard Müller. Nichts fehlt: kein Tor, kein Meter, keine Sekunde. Es ist alles da.

Er hat das natürlich alles schon digitalisiert. Müller öffnet sein Laptop und klickt eine Datei an, es öffnet sich eine Excel-Tabelle.

Die Tabelle beginnt im Jahr 1962 und endet im Heute. Müller scrollt nach unten und erklärt die verschiedenen Kategorien, in denen er Daten gesammelt hat. Es tauchen unter anderem auf: Punkteverhältnis bei drei Punkten, Punkteverhältnis bei zwei Punkten, Tore erzielt, Tore bekommen, Jahresmittel, Monatsmittel, Jahrzehnte in der Gesamtschau, Torschützenkönig, Vizetorschützenkönig, Spielekönig, Vizespielekönig, die meisten Jahre für die Alten Herren gespielt, Siebenmeter erzielt, Siebenmeter verworfen, Elfmeter geschossen, Elfmeter verschossen, Tore nach Position, nach Verein, nach Saison, Verletzungen. Und so weiter und so weiter.

Müller scrollt, Hekatomben an Zahlen rauschen durchs Bild und mit ihnen die Jahrzehnte. Neunzehnhundertzweiundsechzig. Neunzehnhundertsiebenundsiebzig. Neunzehnhundertzweiundachtzig. Die Neunzigerjahre fliegen vorbei, dann die Zweitausender. Zu fast jedem Jahr gibt es etwas zu sagen, jedes Jahrzehnt ist wichtig. Müller scrollt durch die Ergebnisse von 2018. »Gutes Jahr«, findet er. Dann verfinstert sich seine Miene plötzlich. Er muss einräumen, dass er das Jahr 2019 noch nicht in die Tabelle eingetragen hat. Und so, wie er das bedauert, klingt es fast, als hätte es das Jahr 2019 gar nicht gegeben; als existierte es nicht, wenn es nicht in Excel steht.

»Was ich nicht beweisen kann, mache ich nicht«, sagt er. Hat er keine Belege für einen Einsatz, führt er es auch nicht in seiner Statistik auf. Da ist er konsequent. »Auch wenn ich natürlich weiß, dass ich da gespielt habe.« Ein solcher Härtefall sind die ersten Jahre in Müllers Sportkarriere. Von 1957 bis 1962 waren es ungefähr 50 Handballspiele, nicht viel, aber immerhin. Allerdings führte er damals noch nicht Buch, er kann nicht mehr sagen, wann »genau« und gegen »wen« er gespielt hat. Und weil es *ungefähr* bei ihm nicht gibt, tauchen diese ersten Jahre nicht in seiner Statistik auf.

Was ist denn eigentlich so wichtig an den Zahlen?

»Dass es stimmt. Es muss stimmen.«

Und wenn es mal nicht stimmt? Nur mal angenommen ...

»Das passiert ja nicht. Es stimmt immer. Anders geht es gar nicht.«

Macht das Freude, diese Akribie?

»Ja. Ich freu' mich immer, wenn so schöne Zahlen rauskommen.«

***

Bereits als Jugendlicher beginnt Müller damit, Leistungsbücher zu führen. In die Hefte, die etwa der Bayerische Handballverband (BHV) herausgibt, trägt er sämtliche Spieltage einer Saison ein. Für die Feldhandballsaison 1963 lässt er die Spielansetzungen und Ergebnisse stets von einem Offiziellen unterschreiben. Er folgt damit der Aufforderung, die auf der ersten Seite des Leistungsbuches zu lesen ist: »Nur beglaubigte Eintragungen haben Gültigkeit!« Später kommen die Spielberichtsbogen vom Fußball hinzu, die Statistiken vom Triathlon, vom Bowling, vom Turnen, die Sportabzeichen in der Leichtathletik und so weiter.

Müller schlägt eine weitere Kladde auf. Darin findet sich eine Übersicht aller Altherren-Fußballer seines Vereins ASV Möhrendorf mit den jeweiligen Karrieredaten und der Gesamtzahl ihrer Spieleinsätze. Er führt nicht nur Buch über sich, sondern auch über andere. Der besseren Vergleichbarkeit wegen. In der

Kategorie *Meiste Einsätze* steht an erster Stelle: Gerhard Müller. 664 Einsätze. Fast 200 Spiele vor dem Zweitplatzierten.

Auch die anderen Zahlen, die Müller gerichtsfest nachweist, sind beeindruckend. 1615 Handballspiele stehen zu Buche, insgesamt 933 Fußballspiele, 888 Bowlingpartien, 400 Triathlons, 82 Sportabzeichen und 43 Duathlons. Insgesamt hat der Amateur- und Mastersathlet Gerhard Müller bislang an mehr als 5378 sportlichen Einzelereignissen teilgenommen. Die Zahl klingt astronomisch. Aber bei ihm kann man sicher sein, dass sie stimmt.

***

Müller ist natürlich nicht nur Zahlensammler. Er ist aktiver Sportler. Schon als Kind beginnt er mit dem Turnen, geht zum Handball, weil sein Vater Handballer ist und sich auch als Trainer verdingt. Erst wirft Müller noch als Feldspieler, dann stellt er sich ins Tor. Auch beim Fußball steht er bald zwischen den Pfosten und erwirbt den Spitznamen »Gregg«. Daneben hat er in der Leichtathletik Erfolg, er ist ein guter Läufer, Hoch- und Weitspringer. Er spielt Tennis, entwickelt ein Faible für Langstreckenläufe, und weil er sowieso auch gerne schwimmt, wechselt er zum Triathlon. Und so weiter. Es gibt kaum einen Sport, den er nicht betreibt, »außer Stabhochsprung vielleicht«, meint er.

Sein Multitalent bleibt nicht unbemerkt. Bald weiß jeder in Möhrendorf und Umgebung, dass Müller in Sachen Sport eine Art Schweizer Taschenmesser ist. Wenn er irgendwo gebraucht wird, kommt er und spielt mit. So landet er in der Regionalliga, der Bezirks-, Landes- und Kreisliga, beim FC Olympia, beim

Siemens-Betriebsteam, bei den Schaustellern Nürnberg oder bei den kickenden Ärzten der Anatomie Erlangen. Er tritt in Bubenhofen, Erlangen, Forchheim, Nürnberg, Herzogenaurach oder Zirndorf an, fährt zu Wettbewerben nach Hamburg, Österreich und in die Schweiz. 100 Rennen hier, 200 Spiele da, 300 Einsätze dort. Auf dem Fußballplatz, in der Halle, auf Asphalt, draußen, drinnen, morgens, abends, erschöpft oder topfit, im Sommer oder im Winter. Egal.

»Ob ich jetzt Erster oder Zweiter werde, ist dann auch wurscht. Ich mach' das halt, weil ich verrückt bin«, sagt er.

Verrückt kann heißen, die Grenzen des Normalen zu verschieben. Immer noch ein bisschen mehr machen, mehr können als andere. Müller sagt, er kann beidhändig Tennis spielen, Handball sowieso. Fußball auch, rechts wie links. Er ist der Prototyp des Breitensportlers. Breiter aufgestellt als er ist in Sachen Sport wohl niemand. Und weil er weiß, dass nicht nur der Körper fit bleiben muss, sondern auch der Kopf, lernt er Gedichte auswendig: Goethe, Schiller, besonders gern Fontane, und die rezitiert er dann beim Spazierengehen und manchmal auch beim Laufen.

»Die Schwalbe fliegt über den Eriesee,
Gischt schäumt um den Bug wie Flocken von Schnee;
von Detroit fliegt sie nach Buffalo –
die Herzen aber sind frei und froh.«

Müller treibt den Aufwand eines Spitzensportlers, er will sich aber nicht der Monotonie des Spitzensports aussetzen. Deshalb streut er seine Aktivitäten. So macht er es auch beim Reisen. Mit seiner Frau besuchte er alle 37 Länder Europas mit dem Motorrad. Damals, bevor der Eiserne Vorhang fiel. Immer woanders hinfahren, Abwechslung reinbringen. Das ist sein Erfolgsrezept. Natürlich reicht es so nicht für die ganz großen Spitzenleistungen, für die Weltrekorde in den Verbandsbüchern. Aber in seiner eigenen Buchhaltung purzeln die Rekorde im Dutzend.

Er holte 41 Medaillen bei nationalen und internationalen Meisterschaften, gewann 232 Pokale bei anderen Turnieren. Das Deutsche und das Bayerische Sportabzeichen in Gold hat er jeweils 41-mal hintereinander abgelegt, meist schaffte er die geforderten Leistungen in den zehn prüfungsrelevanten Disziplinen an einem einzigen Tag, andere benötigen dafür mindestens zwei Tage, wieder andere mehrere Wochen. Er ist mal einen Marathon in der Fabelzeit von 2:44:46 gelaufen. Und er brachte das Kunststück fertig, in einem Jahr 21 Triathlons zu bestreiten. »Obwohl du in der Saison nur 17 Wochenenden hast, an denen du einen Triathlon machen kannst«, sagt er. Er lief einfach an vier Wochenenden jeweils zwei hintereinander. Eigentlich hatte er die 21 Rennen gar nicht geplant, sondern nur 19. Aber nach dem 19. war er irgendwie unzufrieden – die Zahl war nicht schön. Zu unrund. »Ich dachte mir: 20, das klingt schon besser«.« Nachdem er den 20. erst mal hatte, kam der 21. durch einen Zufall noch dazu.

21 klang gut. Das konnte man so lassen.

***

Müllers Frau Petra sagt, was den Sport angeht, sei ihr Mann Generalist. Bei ihm gehe es mehr um die Quantität als um die Qualität. Müller mag das nicht so stehen lassen, aber jetzt serviert seine Frau das Essen. Petra scheint die Möhrendorfer Metzgerei leergekauft zu haben. Auf dem Tisch im Esszimmer türmt sich ein Berg frisch gegrillter Fleischwaren auf, kurze, lange, dicke, dünne, gewürzt mit Chili, Fenchel, Apfel oder klassisch. Außerdem warten Brezeln, Kraut und ein buntes Panoptikum regionaler Senf- und Meerrettichsorten darauf, verspeist zu werden. Bevor ich auf die Fastenzeit verweisen kann, in der ich mich eigentlich befinde, hat Petra schon eine komplette Wurstauswahl auf meinem Teller drapiert. Schwipps, der Dackel, hockt mit großen Augen zu meinen Füßen und hofft darauf, dass ich mich mit dem einen oder anderen Wurstzipfel bei ihm einschmeichle.

Brav esse ich alles, was auf dem Teller liegt, und dann auch noch das, was auf dem Grill wartet. Es schmeckt hervorragend. Müller verdrückt währenddessen exakt eine Wurst, und zwar eine kleine. Er sagt, es brauche vier oder fünf Voraussetzungen, um alt zu werden. Zum einen Mäßigung. Wenig essen, kaum Alkohol, kein Nikotin. Zum anderen Neugier, immer frisch im Kopf bleiben, viel Neues ausprobieren. Dann natürlich gute Gene. Und am allerwichtigsten: Sport. »Du musst immer in Bewegung bleiben«, sagt er. Manchmal laufe er drei Treppen auf einmal hoch und lege sich danach eine Matte hin, um Spagat zu machen. Einfach so. »Ich möchte gern einhundertzwanzig werden. Und mit hundert will ich den letzten Triathlon bestreiten.«

Dass er das ernst meint, lässt sich auch an seinem Wettkampfkalender ablesen. Den befüllt er schon im Januar immer für die kommenden zwölf Monate. Gleich zu Beginn des Jahres meldet er sich für die anstehenden Rennen, die Sportabzeichenprüfungen und die jeweiligen Spielbetriebe an, sortiert seine Ehrenämter (von denen er einige bekleidet) und weiß schon genau, an welchem Wochenende er welchen Wettbewerb wahrnehmen will, wie viele Tage Regeneration ihm zwischendurch bleiben und wo er wann hinfahren muss. »Das sieht bei mir so aus«, erklärt er: »Du fährst am Freitag oder Samstag weg, fährst bis nach Hamburg oder Österreich, machst deine Wettbewerbe, kommst Sonntag oder Montag zurück, musst auspacken, waschen, schaut ja alles fürchterlich aus, hast Dienstag dann Zeit zum Regenerieren. Mittwoch trainierst du, Donnerstag trainierst du. Und Freitag geht das Ganze wieder von vorne los.«

Seine sportliche Reißbrettexistenz erinnert an Truman Burbank, jenen allzeit optimistischen Helden aus Peter Weirs Film *The Truman Show*. Für Truman beginnt jeder Tag gleich. Weil er genau weiß, was kommt, und die Sonne immer scheint. Bis eines Tages ein Schweinwerfer vom Himmel fällt. Nun scheint die Sonne nicht mehr, und Truman dämmert, dass er die ganze Zeit das richtige Leben im falschen geführt hat.

Auch bei Müller stürzte kürzlich ein Scheinwerfer vom Himmel. Ein Unfall, der ihn daran erinnerte, dass die Illusion vom ewigen Leben genau das sein könnte: eine Illusion. Er fuhr im Rahmen des Sportabzeichens mit hohem Tempo über einen Radweg, als ein 13-jähriger Junge mit seinem Rad aus einem Waldstück herausgefahren kam. Müller konnte ihm gerade noch ausweichen, überschlug sich dabei mehrfach und zog sich schwere Prellungen zu. Der Helm, den er trug, bewahrte ihn vor Schlimmerem.

Auf einmal war »Gregg«, die gut geölte Dauerleistungssportmaschine, kaputt. Er brauchte mehrere Wochen, um sich von dem Sturz zu erholen. Der Unfall beschäftigt ihn immer noch.

Er will jetzt etwas reduzieren, auch seiner Frau zuliebe. Also nur noch zehn statt 20 Triathlons im Jahr.

Vielleicht.

***

Mastersathleten wie Müller erinnern die Jüngeren daran, dass der Leib zur Lebenswirklichkeit dazugehört. In einer Zeit, in der das Körperliche durch immer stärker um sich greifende Optimierungsbemühungen zugerichtet werden soll oder gleich in die Virtualität des Internets ausgelagert wird, repräsentiert Müller den Anti-Avatar. Der rastlose Multisportler steht mit seiner Fitness für ein Lebensmodell, das nicht erkauft werden kann, sondern auf sehr konventionelle Art erarbeitet werden muss. Fitness lässt sich nicht shoppen. Man kann nicht einfach eine Pille kaufen, die einen auf ewig jung hält – auch wenn prominente Wissenschaftler wie der Genetikprofessor David A. Sinclair oder der Altersforscher Aubrey de Grey genau daran arbeiten.

Der Sportphilosoph Christoph Quarch spricht in diesem Zusammenhang von der »physischen Dimension des Lebens«, die unter dem Diktat der Digitalisierung und Ökonomisierung seit einiger Zeit immer stärker in den Vordergrund rückt. »Den Senioren geht es nicht nur darum, ihre Leiblichkeit zu feiern, sondern es geht ihnen häufig auch darum, sie zu optimieren und zu perfektionieren«, sagt Quarch. Dieses Selbstoptimierungsdiktat lässt viele Alterssportler zu Unternehmern ihrer eigenen Biografie werden. Der Fokus des Lebens liegt mit dem Eintritt ins Rentenalter nicht länger auf der Entwicklung der geistig-seelischen Qualitäten (oder dem Nichtstun), sondern auf der Entwicklung der körperlichen Fähigkeiten. Sport ist dafür der ideale Schauplatz.

Indem Menschen trotz schwindender Kraft Sport treiben, setzen sie ein individuelles Statement ihres Lebenswillens. Sport wird somit zum emanzipatorischen Akt. Philosoph Quarch sieht darin allerdings auch die Gefahr einer Überfixierung auf den Körper. »Dieses Mindset führt dann leicht zu diesen Exzessen, dass Menschen meinen, sie müssten in hohem Alter noch Rekorde erzielen und Goldmedaillen gewinnen. Sie geraten in Abhängigkeit von ihren Trainingsplänen. Anstatt ein freies und gesundes Leben zu führen, knechten sie sich.«

***

Müllers lustvolle Schinderei auf den Sportplätzen, denke ich, als der ICE schon durch die tiefe Dunkelheit Brandenburgs rollt, die ekstatische Zurichtung seines Körpers[1], das Sammeln der Zahlen, könnte am Ende nichts anderes als der Ausdruck einer romantischen Sehnsucht sein. Der Sehnsucht nach Entgrenzung. Sport als Nothammer, mit dem sich die Eintönigkeit des Lebens zertrümmern lässt. Sport als Fluchtweg aus dem Räderwerk des Alltags. Ins Offene. Deswegen ist er Generalist geworden. Nicht Spezialist. Er will nicht eine Sache machen, sondern viele. »40 Jahre immer nur Speerwerfen? Dann hätte ich jetzt vielleicht eine Goldmedaille, aber mein Rücken wär' kaputt.« Er wäre gerne einmal zu den Olympischen Spielen gefahren, das gibt er zu. 1972 in München, da hat er die anderen Sportler drum beneidet. Aber heute sei er froh, dass er noch gerade laufen kann. Während die anderen sich herumplagen.

Er sei sportsüchtig, behaupten einige. Darüber kann er nur lachen. Er ist höchstens lebenssüchtig. Er will lebendig sein, nach draußen gehen. »In die Natur!«, ruft er. Das In-der-Natur-Sein sei doch das Schönste. Deshalb macht er Sport am liebsten draußen. Zu jeder Jahreszeit. Bei jedem Wetter. Er freut sich immer schon auf die nächste Jahreszeit. Im Frühjahr auf den Sommer, im Sommer auf den Herbst und im Herbst auf den Winter, wenn er beim Langlauf die ersten Spuren in den frischen Schnee ziehen kann. »Herrlich!« Dann fühlt er sich frei. Wie die Herzen über dem Erie-See. Frei und froh.

Er sagt, er wolle solange wie möglich Sport machen. Denn das heißt, er ist am Leben. Die Zahlen sind dafür der Beleg. Sie beweisen zweifelsfrei, dass er lebt und wie intensiv er das tut. Sein Ziel ist nicht die Goldmedaille, sondern eine Zahl: 120. So alt will er werden. Deshalb gibt es auch nur eine Sache, die ihn richtig ärgern würde: »Wenn ich jetzt sterben würde, bei alldem, was ich mache, was ich schon alles gemacht habe – das wäre wirklich eine Enttäuschung.« Er macht eine Pause. »Da käme ich mir schon ein bisschen verkohlt vor.«

Es würde halt einfach nicht stimmen.

MUT

»Älter zu werden und sich trotzdem jünger fühlen, das ist die Kunst im Leben.«

HELMUT RECKNAGEL

Als der Mann im silberfarbenen Nylonanzug vom Balken rutscht, ist es an der Schanze windstill. Der Mann gleitet steil nach unten, wird immer schneller, seine Skier zischen durch die Spur. Dann springt er. Tschhhhhhhhhipp. Ein paar Sekunden lang schneidet er durch die Luft, bäumt sich auf und trotzt der Schwerkraft. Dann setzt er am Boden auf: rechter Fuß nach vorne, linker Fuß nach hinten, die Arme zur Seite. Ein perfekter Telemark.

»Ich konnte den Telemark von Anfang an«, sagt Wolfgang Schramm. »Das kam bei mir einfach so. Für mich ist das wie Spazierengehen.«

Dabei gibt es kaum etwas Komplizierteres als eine saubere Telemarklandung. Selbst Profis beißen sich daran oft die Zähne aus. Und Schramm ist kein Profi. Er ist 73 Jahre alt und in einem Alter, in dem die meisten Menschen bei dem Gedanken daran, sich von einer turmhohen Schanze stürzen zu müssen, wohl schreiend davonlaufen. Es ist auch nicht so, dass Schramm schon sein ganzes Leben lang das mit dem Skispringen machte. Mit sechzig hat er angefangen. Es war auch nicht seine Idee. Schramms Frau meldete ihn eines Tages bei einem Jedermann-Springen an, ohne ihn zu fragen. Sie dachte, das könnte was für ihn sein.

Damit lag sie richtig.

***

Es ist Anfang Mai, im Thüringer Wald lungert noch der letzte Frost herum. Wer in Tabarz zur Sprungschanze will, muss zunächst am Friedhof vorbei. Über eine enge Schotterpiste geht es den 641 Meter hohen Datenberg hoch, dann schwenkt der Weg scharf rechts in einen Fichtenwald, und nach einem kurzen Anstieg gibt das abgefieselte Unterholz den Blick auf zwei Schanzen frei: 30 Meter hoch die eine, 12 Meter die kleine. Mittwoch ist Trainingstag beim Tabarzer SV. Auf der kleinen Schanze balgt sich der Nachwuchs darum, wer als Erster herunterhüpfen darf. Auf der großen sitzt Wolfgang Schramm schon eine ganze Weile oben im Anlauf und wartet darauf, dass der Wind sich dreht.

Die Anlage am Datenberg ist eine Sommerschanze, gesprungen wird auf Matten. Der Anlauf der Schanze hat eine Länge von 50 Metern, ihre Neigung beträgt 30 Grad, der Schanzenrekord steht bei 32,5 Metern, sie gehört damit zu den kleineren Anlagen. Die derzeit größte Skisprungschanze der Welt, die Mühlenkopfschanze im sauerländischen Willingen, hat eine

Anlauflänge von 107 Metern, der Schanzenrekord liegt dort bei 152 Metern, aufgestellt vom Finnen Janne Ahonen im Jahr 2005. Auf seinem Weg ins Tal stürzte Ahonen 65 Höhenmeter in die Tiefe. 65 Meter! So hoch ist zum Beispiel die Ruhrtalbrücke an der Autobahn 45 bei Mülheim. Stellen Sie sich vor, Sie springen da herunter! Skispringer machen das jeden Tag. Sie zählen nicht umsonst zu den größten Hasardeuren im Sportkosmos. Um das Draufgängertum des Skispringens ermessen zu können, genügt aber auch eine 30-Meter-Schanze. Wie die in Tabarz.

Der Wind steht gerade gut auf der Anlage. Schramm zischt los. Als er den Sprung wieder einmal sauber heruntergebracht und seine Skier abgeschnallt hat, bückt er sich noch mal und streicht mit der Hand über den Boden. Hartes Kunststoffgras. Der Schanzenauslauf ist mit Borsten ausgelegt wie an einem Kehrbesen. Darauf landen die Springer. »Wenn du hier stürzt, kann das übel enden«, sagt Schramm.

Er hat ein furioses Matrosengesicht. Schramm sieht aus, als führe er auf einem Walfänger zur See, imposante Falten stützen seine Stirn, die Nase ragt wie ein Focksegel in den Wind, und sein Blick scheint am Horizont vertäut zu sein. So verwegen wie ein Seemann ist er mindestens. Ungefähr 1000 Sprünge hat er in den vergangenen Jahren absolviert. Ernsthaft gestürzt ist er noch nie, erzählt er. Tausendmal vom Himmel gefallen, jedes Mal Telemark und haufenweise Adrenalin. Ängstlich darf man also nicht sein. »Nee, nee«, sagt Schramm. »Wenn du Angst hast, kannst du gleich aufhören.«

Er hat selbstverständlich keine.

***

Der Mensch ist zum Fliegen nicht gemacht. Er tut es trotzdem und erfüllt sich damit einen uralten Traum: auf einen Hügel klettern und wie Ikarus davonflattern. Die Schwerkraft betrügen und der Physik ins Gesicht lachen. Der Mensch strebt nach Höherem, und Skisprungschanzen sind ziemlich hoch. Wer von dort abheben will, muss schon ein paar Voraussetzungen mitbringen. Schwerer als Radfahren ist Skispringen nämlich schon.

Während der Skispringer den Anlauf herunterfährt, wirken auf seinen Körper unterschiedliche physikalische Kräfte ein. Dazu zählen Schwerkraft, Luftwiderstand, Normalkraft und Reibungskraft. In der ersten Phase des Sprungs ist der Luftwiderstand die größte Kraft. In dieser Phase muss sich der Athlet klein machen, er muss möglichst wenig Luftwiderstand bieten, um genügend Tempo aufzunehmen. Das geht am besten in der Hocke und mit nach hinten gestreckten Armen. Am Ende des Anlaufs wartet dann die nächste Hürde: der Schanzentisch. Dort muss der Springer abheben. Der Absprung ist einer der kritischsten Momente, denn nun tritt der Athlet von der Anlauf- in die Flugphase ein. Zwischen 50 und 100 Stundenkilometer ist er an dieser Stelle schnell, je nach Schanzengröße.

Jetzt lösen sich die Winkel, die streng geometrische Haltung, die der Springer eingenommen hatte: etwas weniger als 70 Grad in den Knien, knapp 50 Grad in den Unterschenkeln. Explosionsartig löst er sich aus der Hocke, streckt Unter- und Oberschenkel und richtet den Oberkörper auf. Dadurch wird die Geschwindigkeit des Anlaufs in Drehmoment umgesetzt und der Springer hebt ab. Ein Vorgang, der innerhalb von Sekundenbruchteilen passieren muss. Je schneller die Reaktionszeit des Springers am Schanzentisch ist, desto höher die Wahrscheinlichkeit, dass der Sprung gelingt.

Für ältere Athleten wie Schramm ist der Absprung eine enorme Herausforderung. Denn ihre Reaktionszeit ist deutlich schlechter als die eines jungen Skispringers. Es gibt dazu eine interessante Untersuchung, die mithilfe einer populären Spielkonsole die Reaktionszeit von Menschen im Alter zwischen 20 und 90 Jahren getestet hat. Die Probanden mussten dabei mit den Füßen auf ein Fitness-Board (ähnlich einer Personenwaage) steigen, sobald eine Lampe aufleuchtete. Zudem sollten sie auf ein Lichtsignal hin einen Controller (eine Art Fernbedienung) drücken. Die Ergebnisse waren eindeutig: Während die Gruppe der 20-Jährigen für den Griff zur Fernbedienung im Schnitt 500 Millisekunden benötigte, waren es bei den 80-Jährigen schon 750 Millisekunden. Noch deutlicher fielen die Unterschiede für die Reaktionszeit der Füße aus. Hier brauchten die Jüngeren durchschnittlich 700 Millisekunden, um auf das Board zu springen, die älteste Vergleichsgruppe benötigte hingegen fast doppelt so lange, nämlich 1,1 Sekunden. Übrigens nahm das Reaktionsvermögen bei Frauen im Alter stärker ab als bei Männern.[1]

Schramm kennt das Problem. Er ist beim Absprung oft zu spät dran. Bedenkt man, dass dem Skispringer nur 240 Millisekunden für den Absprung bleiben, mutet es fast wie ein Glücksspiel an, den optimalen Absprungpunkt zu treffen. Von 100 Versuchen treffen die Springer im Schnitt nur ein- oder zweimal diesen magischen Punkt, selbst wenn sie jung und reaktionsschnell sind. Der Rest träumt weiter vom perfekten Sprung. Auch Schramm.

Was ihm am Schanzentisch meist nicht gelingt, klappt in der Flugphase umso besser; denn jetzt greift die Aerodynamik. Der Luftwiderstand ist nicht länger der Gegner des Springers, er wird nun zu seinem Komplizen. Der Athlet nutzt ihn als Polster, als kleine Wolke, auf der er nach unten schweben kann. Dafür muss er sich breitmachen, seine Körperfläche vergrößern, um so für Auftrieb zu sorgen. Was schlüssig klingt, ist höllisch schwer. Denn die bereits erwähnten physikalischen Kräfte zerren in dieser Phase am Springerkörper und wollen ihn nach unten zwingen. Ohne eine Menge Erfahrung geht gar nichts. Der Athlet muss seinen Körper während des Fluges unentwegt ausbalancieren, um weder zu stark in Vorlage noch in Rücklage zu kommen. Er muss gut antizipieren und reagieren, sonst stürzt er ab.

Die Sprünge der Profis können bis zu acht Sekunden dauern. Eine Ewigkeit. Die Sätze, die Schramm macht, dauern zwei oder drei Sekunden, höchstens. Aber auch sie erfordern ein Höchstmaß an Körperbeherrschung, Kraft und Konzentration. Ein kurzer Augenblick Freiheit, immerhin. Für einen Moment das Schwere loswerden. »Ist schon so«, sagt Schramm, »man vergisst die Erdanziehungskraft.«

Und wie fühlt sich das an?

»Sehr schön!«

Schramm legt die Skier zusammen, packt die Latten auf die Schulter und geht zur Schanze hoch. Nächster Sprung.

***

»Ich hab' ja nicht gewusst, was da auf mich zukommt«, sagt Walter Gräf und hat immer noch den Schrecken im Gesicht. Gräf, fein geschnittene Nase, hohe Stirn, ist mit 75 Jahren sogar noch zwei Jahre älter als Schramm. Während er redet, huschen seine braunen Augen hin und her, als suchten sie irgendetwas. Er spricht den Dialekt der Rhön, eine borstige Mischung aus Mainfränkisch und Osthessisch. Gräf rollt das R, bis es am Gaumen schmirgelt. Wenn er von etwas begeistert ist, hasten die Sätze aus ihm heraus und stürzen übereinander wie Hürdenläufer. Er beendet sie gerne mit einem lauten, scheppernden Lachen.

Schramm und Gräf sind laut Deutschem Skiverband die ältesten deutschen Springer, die noch Wettbewerbe bestreiten. Das Besondere an den beiden Mitsiebzigern ist, dass sie erst spät mit dem Sport angefangen haben. Sehr spät. Zwischen fünf und acht Jahren ist das beste Alter, um mit dem Skispringen zu beginnen. In diesem Alter ist der Körper noch formbar, die Gewöhnung an die Höhe und die Weiten fällt leichter. Auch die Angst ist im frühen Schüleralter noch nicht so ausgeprägt. Mit Eintritt in die Pubertät ist es dann eigentlich schon zu spät, um noch eine Karriere als Skispringer anzustreben. Schramm und Gräf zeigen allerdings, dass man auch in hohem Alter sehr wohl noch Erfolg und vor allem Spaß auf der Schanze haben kann. Wie viel Mut es wirklich braucht, um sich mit Skiern ins Tal zu stürzen, war Gräf nicht klar, als er das erste Mal zur Schanze kam.

Gräf hatte sich schon immer gerne Skispringen angeschaut. Im Fernsehen. Er bewunderte die tollkühnen Männer für ihre Waghalsigkeit. Männer wie Helmut Recknagel, Hans-Georg Aschenbach oder Jens Weißflog. Im Grunde war die DDR eine einzige Abfolge grandioser Springer, die im Namen des Sozialismus den Rest der Welt überflügelten und mit jedem Sprung das

Gefühl der Freiheit kosteten. »Wie die da runter sind«, schwärmt Gräf voller Bewunderung. »Uuuuhhhh!«

Recknagel hatte er Anfang der Fünfzigerjahre sogar einmal live gesehen, auf der alten Thüringenschanze in Oberhof. Mit der FDJ, der Jugendorganisation der SED, waren sie dort hingefahren, um den Mann zu bestaunen, der in der typischen Supermann-Pose die Hänge herunterflog: die Arme weit nach vorn ausgestreckt, das Kinn fast an den Skispitzen. Während des Sprungs formte Recknagels weit geöffneter Mund häufig ein O – als ob er sich über sich selbst wunderte. »Wir waren doch damals die glücklichsten Menschen der Welt, wenn wir von der Schanze hüpfen durften«, sagte Recknagel. Das verstand Gräf sofort. Von diesem Glück wollte er auch einmal kosten.

Eines Tages fuhr er mit dem Auto durch die Rhön und kam an einem Plakat vorbei. »Nachtspringen in Lauscha« stand darauf. Erst dachte er sich nichts dabei, aber am nächsten Tag fuhr er wieder an dem Plakat vorbei, und jetzt sagte er sich: »Das wäre doch mal was.« Also ging er mit seiner Freundin zu dem Nachtspringen. Es gefiel ihm sehr. Noch besser als im Fernsehen. »Wie die da runter sind«, erinnert sich Gräf. »Wahnsinn!«

Ein paar Wochen träumte er vom Fliegen. Dann fasste er den Entschluss. Er musste es nur noch seiner Freundin sagen.

»Also, ich geh' da jetzt mal hin.«

»Wohin?«

»Na, zum Skispringen.«

»Bist du sicher, dass das eine gute Idee ist?«

»Ja.«

Gräf setzte sich in den Wagen und fuhr los. Er wollte nach Tabarz, sich das Ganze einmal anschauen. Vielleicht einen Sprung machen, mehr nicht. Er habe lediglich sagen wollen, einmal einen Sprung von einer Schanze gemacht zu haben. Ein einziges Mal. »Kann doch nicht so schwer sein«, dachte er.

Doch da irrte er sich gewaltig.

***

Als Helmut Recknagel von den beiden Mastersathleten aus Tabarz hört, ist er begeistert. »Diese Leistung ist eine dolle Geschichte«, sagt der 82-Jährige, »das kann man gar nicht hoch genug einschätzen.« Recknagel gehört zu den erfolgreichsten Skispringern der Geschichte, ein Ausnahmeathlet seiner Zeit, einer, auf den die Bezeichnung »Skisprunglegende« tatsächlich zutrifft.

Zweimal gewann er die Nordische Ski-WM, als erster Nicht-Skandinavier Olympisches Gold und dreimal die DDR-Meisterschaft; einmal beim Springen in Lauscha. Dazu dreimal die Vierschanzentournee, was neben ihm nur drei weitere Springer schafften. »Fliegen war schon immer mein Wunsch«, sagt er auf seine Karriere zurückblickend, »mit einem Fluggerät abheben, das war mein Traum.«

Recknagel zeigt sich ziemlich erstaunt darüber, dass Schramm und Gräf mit Mitte siebzig noch von der Schanze springen. »Ich bewundere die beiden, dass sie dieses Wagnis auch in höherem Alter noch eingehen. Der Mensch ist dafür ja nicht gemacht.« Welches Wagnis der Skisprung ist, das weiß er wie kaum ein anderer. Er schätzt die Zahl seiner Sprünge auf weit über 10 000, die Zahl der Stürze auf mehrere Hundert. »Das Fallen gehört zum Springen dazu, man muss nur wissen, wie man richtig fällt.« Da müsse man sich eben aus so einer blöden Situation herausmogeln. »Wer nichts investiert, der wird nichts.«

1957 riskierte er beim Traditionsspringen am Holmenkollbakken in Oslo eine ganze Menge. In dichtem Nebel stürzte er sich von der Schanze und gewann dort als erster Nicht-Skandinavier. Damals sprang er mit Strickmütze, an Helme dachte man noch nicht. Rutschte ihm die Mütze beim Sprung vom Kopf, gab es von den Kampfrichtern Punktabzug. Recknagels Karriere war kurz. Nach für ihn enttäuschenden Olympischen Spielen in Innsbruck überwarf er sich mit den DDR-Sportfunktionären und beendete daraufhin seine Laufbahn. Den letzten Sprung machte er 1964 in Oberwiesenthal im Erzgebirge. Er war gerade mal 26 Jahre alt. Seine Faszination für das Skispringen lebt nach wie vor: »Diesen Mut zu haben, den langen Hang herunterzusegeln und einigermaßen gut zu landen, das ist spannend, kann aber auch gefährlich sein. Der Mensch liebt nun mal die Gefahr. Sein Drang nach Leistung ist ungebrochen populär.«

Dann sagt er noch etwas, das als Motto aller Mastersathleten gelten könnte: »Der Mensch ist nicht aufzuhalten.«

***

An dem Tag, als Walter Gräf das erste Mal zum Training des Tabarzer SV kam, trainierte Maik Stielow gerade den Nachwuchs auf der 12-Meter-Schanze. Gräf schlich sich an und fragte, ob er da mal mitmachen könne. Stielow sah sich den Mann an und wunderte sich. Er hatte keine Skier, keine Skischuhe, keinen Helm und auch keinen Anzug. »Kann man«, erwiderte Stielow knapp. Dann drehte er sich um und kümmerte sich wieder um die Kinder. »Den Walter habe ich erst mal wieder weggeschickt, aber der kam ja immer wieder.«

In der Woche darauf stand Gräf erneut am Schanzenfuß, pünktlich zu Trainingsbeginn um 17 Uhr. Diesmal in einem Blaumann. Stielow wusste zwar nicht, was der Mann damit wollte, aber irgendwie gefiel ihm die Hartnäckigkeit dieses Kerls. Er versprach ihm, dass er sich um eine Ausrüstung kümmern werde. Und das tat er auch. »Na ja, gepasst haben die alten Schuhe nicht so richtig«, sagt Gräf, »aber ich hab' halt die Zehen eingekrampft und bin da rauf.« Aber nicht etwa auf die Schanze, sondern auf den Aufsprunghügel. Als Erstes musste er lernen, wie man sich auf Skiern hält. Denn Gräf hatte nicht nur keine Ahnung vom Skisprung und keine vernünftige Ausrüstung, ihm fehlte auch noch eine weitere Grundvoraussetzung: das Skifahren. Er hatte nie zuvor auf Skiern gestanden. Nun schleppte er die geborgten Latten auf den Hügel und versuchte eine Abfahrt – es war ein einziges Desaster. Gräf rutschte und fiel und rutschte und wieder von vorn. »Bis wir den Walter auf die Schanze lassen konnten, hat es schon etwas gedauert«, sagt Stielow.

Genau genommen ein halbes Jahr. So lange dauerte es, bis Gräf den ersten Sprung machen durfte. Bis dahin bestand sein Training nur aus Rutschen und Fallen am Babyhügel. Aber das störte ihn nicht. Er wollte springen. Als er dann zum ersten Mal auf der Schanze stand, kam die nächste Überraschung. »Da habe ich mir nur gedacht: Walter, du blöder Hund, was machst du nur hier?« Auf einmal wurde ihm klar, auf was er sich eigentlich eingelassen hatte. »All die Angst. Das kriegt man ja erst mit, wenn man das mal gemacht hat.«

Gräf kommt aus dem thüringischen Teil der Rhön, aus einem Ort namens Oberkatz. Wo liegt denn Oberkatz, Walter? »Oberkatz liegt bei Unterkatz.«

Ein hingewürfeltes Dorf wie tausend andere. Wo man beim Durchfahren kaum Zeit hat, einmal nach rechts und nach links zu schauen, und wo jeder das macht, was er am besten kann. Gräf kann mit Metall gut umgehen und gut Radfahren. Als er noch in der Ausbildung zum Eisenbahnschlosser war, fuhr er jeden Morgen mit dem Rennrad zur Arbeit ins Dampflokwerk Meiningen. Immer dem Omnibus hinterher, denn im Windschatten fährt es sich leichter.

Als er achtzehn war, trat Gräf dann in einen Radsportverein ein. Er fuhr bald als Amateur auf den Straßen, und auf seinen Schuhen, die er bei den Wettrennen trug, stand der Name von Gustav-Adolf Schur. Wobei auf den Schuhen natürlich nicht Gustav-Adolf Schur stand, sondern einfach nur »Täve«. So nannte Schur im Osten jeder.

»Täve« war Walter Gräfs Vorbild. Schur gewann Rennen wie am Fließband, bedeutende Klassiker von der Internationalen Friedensfahrt über »Rund um die Hainleite« bis zur Amateur-Weltmeisterschaft. Neunmal wurde er Sportler des Jahres in der DDR. Die grauen Herren im Politbüro, die immer auf der Suche nach sportlichen Aushängeschildern waren, feierten ihn als einen der Ihren – und er nahm die Meriten dankend an. Bis zum Mauerfall saß er wie so viele DDR-Profis als Abgeordneter in der Volkskammer und ließ sich bereitwillig in die SED-Propaganda einbinden. Er gilt immer noch als beliebtester Sportler der DDR-Geschichte.

Auch Gräf durfte bei dem ein oder anderen Klassiker mitfahren. Gewinnen konnte er aber nichts. Ein paar Jahre lang strampelte er den Spitzenfahrern hinterher, schaffte es jedoch nicht aufs Podest. An »Täve« dachte er kaum noch. Irgendwann fiel ihm auf, dass seine Karriere im Windschatten feststeckte. Also stieg er vom Rad und ließ das mit dem Sport zunächst bleiben.

Für die nächsten 40 Jahre.

***

Sachsen im August 2019. Auf einem Schotterparkplatz in Zschopau hockt Wolfgang Schramm hinter seinem Kombi und dehnt seinen Körper. Er ist schlank wie eine Gerte. Schramm wird an diesem Tag an der Deutschen Seniorenmeisterschaft im Skisprung teilnehmen. Am Zaun hinter ihm lehnen seine Skier, Marke Germina. Die Firma aus Thüringen rüstete schon in der DDR die Sportler aus. Schramms Modell sieht aus, als wäre es noch im volkseigenen Kombinat designt worden. Er erhitzt ein Stück Wachs mit einem Bunsenbrenner und lässt das Wachs auf die Laufflächen tropfen, wo er es schnell mit einem Spatel verteilt. Den Vorgang wiederholt er so lange, bis die Flächen glatt und geschmeidig sind. Dann dreht er dem Brenner die Flamme ab. Seine Skier sind jetzt schnell genug.

Vor dem Vereinsheim des SV Zschopau bollern Mallorca-Hits aus mannshohen Lautsprechern, in einer Ecke stecken die Mitglieder einer bekannten Motorradgruppierung die Köpfe zusammen. Ein Funktionär geht per Mikrofon die Meldelisten durch, es gibt hausgemachte Gulaschsuppe mit nicht zu knapper Fleischeinlage, tiefschwarzen Filterkaffee und sächsisches Pils. Der Funktionär verweist auf die Sonderprämie von 350 Euro, die es für den weitesten Sprung des Tages gibt. Schramm macht hinter seinem Wagen letzte Aufwärmübungen. Er streckt sich, beugt sich, geht in die Hocke. Eine Gruppe jüngerer Springer mit Bierflaschen und Sonnenbrillen geht vorbei, sie drehen sich um und nicken ihm zu. Schramm kennt hier jeder.

Er ist nicht nervös. Ihm geht es nicht so sehr um die Weite oder um den Titel, ihm geht es um den perfekten Sprung. Schramm schlüpft in seinen Sprunganzug, klappt den Kofferraum zu und trägt seine schwarz-gelben Skier zur Schanze.

Beinahe wäre er in der DDR in den Förderkader gekommen. Er war ein guter Leichtathlet, Langläufer und Fußballer, mit seinen sportlichen Leistungen machte er auf sich aufmerksam. Eine Zukunft als Leistungssportler hätte ihm offen gestanden. Er hätte auf die Kinder- und Jugendsportschule (KJS) im damaligen Karl-Marx-Stadt gehen können, dort wurden die Leichtathleten auf Weltklasseniveau gehoben. Oder auf die Sportschule in Klingenthal, die spezialisiert war auf die Förderung von Langläufern. Schramm wollte aber nicht auf ein Internat. Er schlug beide Angebote aus.

Es kursierten damals schon gewisse Gerüchte über den Alltag in den sozialistischen Kaderschmieden. Gerüchte darüber, dass die Leistungsträger von morgen meist schon nach kurzer Zeit erstaunliche Fortschritte erzielten. »Es hieß, dass die einem etwas in den Tee schütten«, knurrt Schramm. Der »Tee«, der in den Sportinternaten des Arbeiter- und Bauernstaats gereicht wurde, verhalf vielen Athleten zum Sprung aufs Treppchen bei internationalen Wettkämpfen und der DDR zu einer wahren Medaillenflut. Daneben bescherte er etlichen Sportlern in Ost und West bleibende Schäden, manche starben an den Folgen des jahrelangen staatlichen Zwangsdopings. Der Rüstungswettlauf, der während des Kalten Krieges die Welt in Atem hielt, fand auch in den Olympiastadien statt. Und er forderte Opfer. Nicht nur in der DDR.

»Im Nachhinein bin ich froh, dass ich nicht aufs Sportinternat gegangen bin«, sagt Schramm. Er blieb in Annaberg-Buchholz, seiner Heimat, und machte dort das Abitur. Anschließend wurde er Lehrer für Sport und Geschichte. »Nein«, sagt er zu seiner Entscheidung gegen den Leistungssport, »bereut habe ich das nie.«

***

Auf der Schanze hat der Wettbewerb begonnen, die ersten Springer sind schon unten. Die Klasse der Männer über 75 Jahre ist dran. »Ohhhhh!«, ruft der Stadionsprecher. »Das sah nicht gut aus. Da hat er sich aber ordentlich gelegt, der Walter.«

Gräfs erster Versuch endet gleich schmerzhaft. Kurz nach der Landung verliert er die Balance und schlägt hart auf dem Boden auf, erst mit der Hüfte, dann mit dem Kopf. »Uhhhhhh«, raunt das Publikum. Aber er schüttelt sich einmal, steht auf und sortiert seine Knochen. »Alles halb so wild, geht schon wieder«, sagt er und verschwindet erneut Richtung Schanze. Bloß schnell wieder hoch auf den Balken, nicht zu viele Gedanken machen. Sonst schleicht sich noch die Angst ein. Wenn er sich an seinen ersten Sprung von der großen Schanze erinnert, ist der 75-Jährige immer noch berauscht. »Mann, habe ich mich erschreckt, wie steil es da runterging!« Seine Augen flackern, die Wörter purzeln aus ihm heraus. »Wenn du loslässt, dann geht es tschhhhhipp, zum Schanzentisch, wegspringen, aufkommen. Bumms! Da hat man ja gar keine Zeit zu überlegen.«

Seit 13 Jahren springt er inzwischen, aber es kostet ihn immer noch Überwindung. Ihm fehlt manchmal ein bisschen die Kontrolle, das richtige Gefühl für den Sprung, dann wackelt er bei der Landung zu sehr. In solchen Momenten schmeißt es ihn hin. Er macht trotzdem weiter. Für ihn gibt es kaum etwas, das mit einem Skisprung vergleichbar ist. »Wie die Sau schießt das Adrenalin dann hoch«, sagt er. »Wie die Sau.« Den zweiten Versuch in Zschopau besteht Gräf mit Bravour: 22 Meter, einen halben Meter weiter als sein einziger Konkurrent in der Altersklasse bis 75 Jahre. Gräf grinst. Er hat es geschafft. Hat die Angst überwunden und es sich selbst gezeigt, dass er es kann.

Dann ist Schramm in seiner Altersklasse M70 an der Reihe. Er besteht den ersten Versuch, hadert aber mit der Weite. Nur 21,5 Meter. Das Problem ist wieder mal der Absprung. Er ist 1, 2 Meter zu früh aus der Hocke gegangen. Als er erneut die Treppe zum Schanzenturm hochgeht, segeln neben ihm gerade die Springer aus der Klasse der Vierzigjährigen den Hang hinunter. Einer von ihnen wird die 350 Euro mit nach Hause nehmen. Schramm schweigt. Auch den zweiten Versuch bringt er sicher herunter. Diesmal kommt er etwas besser vom Schanzentisch weg, springt 24 Meter. Wie immer mit Telemark. Er wird Zweiter in seiner Altersklasse.

***

»Mir sind keine Skispringer bekannt, die älter sind als die beiden«, sagt Andreas Lange. »In Deutschland jedenfalls nicht.«

Lange ist Mastersbeauftragter für die Nordischen Kombinierer beim Deutschen Skiverband (DSV). Er teilt Gräf später mit, dass er aufgrund seines Alters getrennt gewertet wird. Damit ist er Erster, trotz des verpatzten ersten Versuchs. »Das ist dann natürlich ein innerer Vorbeimarsch«, sagt Gräf. Schramm kommt dazu und gratuliert ihm. Dann müssen die beiden zur Siegerehrung.

Als sie vom Podest steigen, hält Gräf die Urkunde für den 1. Platz in der Hand. »Walter Gräf«, steht da, »Deutscher Meister in der Klasse Herren 71«, unterzeichnet vom Präsidenten des Deutschen Skiverbands und seiner Stellvertreterin. Die beiden Unterschriften sind ein bisschen verwaschen, der Drucker im Vereinsheim des SV Zschopau hat sie nicht richtig hinbekommen. Gräf ist zufrieden. »Die kriegt einen Rahmen, und dann stell' ich die in meine Schrankwand.«

Seine Schrankwand bedeutet ihm etwas. Mit der Radsportkarriere wurde es zwar nichts, dafür feiert er mit dem Skispringen späte Erfolge. An schlechten Tagen betrachtet er seine Schrankwand mit den Urkunden und Pokalen darin, das baut ihn wieder auf. Oder er macht Musik. Gräf hat eine Chorleiterausbildung, spielt neben Klavier, Tuba, Saxofon und Gitarre auch Akkordeon und Steirische Harmonika. Alles selbst beigebracht. »Wenn es mir mal nicht so gut geht«, sagt er, »dann spiele ich, bis die Seele wieder gesund ist.« Sein Lieblingslied heißt »O Täler weit, o Höhen«. Ein wehmütiges Lied. Es geht darin um einen Menschen, der sich nur in der Natur wirklich geborgen fühlt und den die Endlichkeit quält. Im Grünen ist er frei, da erhebt sich sein einsames Herz. Es drängt ihn aus der Welt. Hoch zum Himmel.

»Auferstehen«, heißt es in dem Lied. »Auferstehen in junger Herrlichkeit.«

***

Bis zur Auferstehung ist es vielleicht noch ein Stück. Aber aufstehen werden die beiden Skisprung-Asse Schramm und Gräf sicher. Sie wollen auch weiterhin vom Schanzentisch hüpfen, diese kleine Wolke erwischen, die sie ein Stück durch die Luft trägt. Und sich hochrappeln, wenn es sie hinhaut. »Wenn du in 20 Jahren noch mal wiederkommst, dann bin ich mit Sicherheit der älteste Skispringer, der überhaupt rumläuft«, sagt Schramm.

In Zschopau wird schon die Schanze gefegt, vor dem Vereinsheim fliegen die Kronkorken von den Flaschen. »Mit hundert will ich den letzten Sprung machen, das habe ich mir schon vorgenommen«, behauptet er stolz. Dann deutet er mit dem Kopf auf ein paar Knirpse, die gerade vorbeigehen. »Die Jungs dürfen mir dann die Skier hochtragen. Runter komme ich schon selber noch.«

Gräf sagt, er wolle springen, solange es noch geht. »Oder wie ich noch in den Anzug reinpasse.« Er lacht. Dann packt er seine Tasche, nimmt die Skier und schaut ein letztes Mal zur Schanze hoch. Damit er sie nicht vertauscht, hat er die Spitzen seiner Skier mit schwarzem Filzstift beschriftet.

Täve – Tabarz, steht da. In Schönschrift.

EHRGEIZ

*»Jeder möchte lange leben,
aber keiner will alt werden.«*

Jonathan Swift

Wie jede gute Geschichte beginnt auch diese in Mittelfranken. Immer im Juli findet dort einer der berühmtesten Triathlons der Welt statt: die Challenge Roth. 2012 nimmt auch Inge Stettner an dem weltweit größten Rennen dieser Art teil. Es ist das erste Mal, dass die Berlinerin einen Triathlon über die Langdistanz bestreitet. Sie ist gewillt, sich irgendwie über die knüppelharte Trias aus 3,8 Kilometer Schwimmen, 180 Kilometer Radfahren und 42,2 Kilometer Laufen zu quälen. Ob ihr Körper der Belastung standhält, weiß sie nicht. Es ist ein Experiment.

Nach den ersten beiden Disziplinen liegt Stettner gut im Rennen, durchs Wasser kommt sie besser als erwartet und auch auf dem Rad kann sie gut mithalten. Bei der dritten Disziplin, dem Laufen, bricht sie ein. Dabei ist der Marathon eigentlich ihre Paradedisziplin. Aber ihr Körper rebelliert, scheidet sämtliche

Flüssigkeit und damit auch alle Kohlenhydrate aus, die sie unterwegs in Form von Gels und isotonischen Getränken zu sich nimmt. Alle paar Hundert Meter muss sie sich in die Büsche schlagen, sie hat Schmerzen, ihr Kopf fühlt sich an wie in einem Schraubstock, die Beine sind schwer wie Beton, sie kämpft mit jedem Meter auf der Laufstrecke. Als sie schließlich über den Zielstrich läuft, dämmert es schon. Am Ende benötigt sie für die gesamte Strecke 13 Stunden, 24 Minuten und 37 Sekunden. Sie liegt innerhalb des Zeitlimits und benötigt knapp fünf Stunden mehr als die Siegerin bei den Damen, die 30 Jahre jüngere Britin Rachel Joyce.

Als Stettner wieder zu Hause in Berlin ist, schaut sie sich noch mal in Ruhe die Fotos an, die während des Rennens von ihr gemacht wurden. Sie sucht nach einer Aufnahme, auf der sie besonders leidend aussieht.

Lange muss sie nicht suchen. Das Bild, für das sie sich entscheidet, rahmt sie ein und hängt es in ihren Flur. Es hängt da immer noch – als Mahnung an die Qualen, die sie während des Rennens in Roth erlebt hat. Es zeigt Stettner mit weit geöffnetem Mund, sie ringt nach Luft, ihr Blick geht ins Nichts. Das Schild mit der Startnummer 870 und ihrem Vornamen Inge hängt halb herunter und scheint sich jeden Moment vom Trikot zu lösen.

»Es war die Hölle«, sagt sie.

Ein solcher Tag, schwor sie sich, sollte ihr nicht noch einmal passieren. Sie nahm sich vor, in Zukunft nicht nur mitzuhalten, sondern nach ganz vorne zu laufen.

***

Tief im Berliner Westen. Eine ruhige Straße mit Altbaufassaden, Baukräne surren über den Dächern, ein Hund pinkelt an den Parkscheinautomaten, im Hintergrund rattert die S-Bahn vorbei. Spätherbstliche Großstadtidylle. Die Holzdielen in Stettners Wohnzimmer knarzen beim Eintreten, durch die hohen Altbaufenster scheint die Oktobersonne und taucht den Raum in warmes Licht. Dutzende Gemälde drängen sich an den Wänden, in den Regalen stehen Büsten, etwas versteckt hinter der Tür hängt ein Original von Max Liebermann, und auf dem Dielenboden lehnt eine Zeichnung des Malers Willi Sitte an der Wand. Das Bild im Stil des sozialistischen Realismus zeigt eine junge Frau, den Blick hat sie fest in die Zukunft gerichtet. Hoffnung liegt darin, Aufbruch, aber auch eine Spur Unbehagen.

Stettner gießt grünen Tee ein und entschuldigt sich für die alten Tassen, die sie auf den Tisch stellt. Die hat sie mal nach einem Triathlon-Rennen geschenkt bekommen statt eines Preisgeldes. »Na ja«, sagt sie. »Besser als nichts.« Für Mastersathleten wie Stettner ist ein Satz Teetassen schon etwas Besonderes, meist gibt es nur eine Urkunde und einen lauwarmen Händedruck. Siegerehrungen werden oft im Schnellverfahren abgewickelt. Tolles Rennen! Gut gemacht! Herzlichen Glückwunsch! Die Nächste, bitte!

Stettner stört das. Sie quält sich beim Triathlon nicht, um gebauchpinselt zu werden. Sie quält sich, weil sie beweisen will, dass sich auch im Alter die Grenzen noch verschieben lassen. Dass Leistungssport nicht mit 30 aufhören muss, sondern auch mit 72 Jahren noch Verbesserungen möglich sind und man mit der Weltspitze mithalten kann. Und dafür wäre ein bisschen

Anerkennung nicht schlecht. Insbesondere von solchen Leuten, die etwas vom Sport verstehen. In ihrem letzten Verein zeigte man ihr nach Erfolgen meist die kalte Schulter. Einmal gab es einen Blumenstrauß, sie war gerade in Kanada WM-Dritte geworden. Ansonsten gab es nichts. Kein freundliches Wort. Sie hatte das Gefühl, geschnitten zu werden.

Die 72-Jährige hat sich inzwischen auf die Ironman-Halbdistanz 70.3 spezialisiert. In ihrer Altersklasse läuft sie konstant in der Weltspitze, dabei ist die Konkurrenz international groß. Triathlon erlebt seit Jahren einen starken Zulauf, vor allem unter älteren Menschen wird die Ausdauersportart immer beliebter. Beim New-York-Marathon sind inzwischen mehr als die Hälfte der Teilnehmer über 40 Jahre alt. Ebenso beim Ironman auf Hawaii. Auch bei den Ultra-Langdistanzrennen ist der Anteil der älteren Teilnehmer stark gestiegen. Gerade in den angloamerikanischen Ländern ist die Sportförderung für Senioren zum Teil sehr gut, und es gibt entsprechende sportliche Infrastrukturen.

In Deutschland tut man sich häufig noch schwer damit, ältere Menschen im Leistungssport zu unterstützen. Private Sponsoren fassen Mastersathleten meist nur mit der Kneifzange an, und auch die Verbände stecken ihre Mittel vor allem in den Nachwuchs. Sie fördern die Medaillenkandidaten von morgen. Das ist verständlich. Andererseits steigt die Anzahl der Senioren weltweit rasant an und mit ihr auch die Leistungen, die die Älteren erzielen. Mastersathleten wie Stettner können nicht warten, bis sich ihre Wahrnehmung ändert und sie mehr Aufmerksamkeit bekommen. Sie nehmen ihre Karriere selbst in die Hand. Um noch besser zu werden und international nach ganz vorne zu kommen, unternimmt sie einiges. Es gibt da nur ein Problem, sagt sie.

»Das Alter.«

***

Stettner hatte zwei Jahrzehnte lang so gut wie keinen Sport getrieben, als sie mit Mitte fünfzig das Laufen für sich entdeckt. Erst läuft sie kurze, bald immer längere Strecken. Ein paar Jahre ist sie auf der Marathondistanz unterwegs, dann landet sie wie so viele Langstreckenläufer auf der Suche nach einer neuen Herausforderung beim Triathlon. Je älter sie wird, desto mehr stößt sie allerdings an ihre physischen Grenzen.

Sie will das nicht akzeptieren, stürzt sich in sportwissenschaftliche Fachliteratur, will wissen, wie der Körper funktioniert, wo es noch Schrauben gibt, an denen man drehen kann. Was sie liest, klingt zunächst ernüchternd.

Der Mensch erreicht seinen Leistungszenit meist um das 30. Lebensjahr herum. Danach setzen allmählich die Alterungsprozesse ein, und das maximale Leistungsvermögen nimmt langsam ab. Ab dem 40., spätestens aber dem 50. Lebensjahr machen sich die körperlichen Einschränkungen teils deutlich bemerkbar. Die Kapazität des Atem- und Herzkreislaufsystems sinkt, die Herzfrequenz verringert sich und damit das Blutvolumen, das mit jedem Herzschlag transportiert wird, Muskelfasern gehen verloren und immer mehr Körperfett sammelt sich.

»Das Altwerden ist schon nicht einfach, man muss viel wegstecken«, sagt Stettner und lacht.

Aber Altwerden ist kein Schicksal, dem man sich ergeben muss. Man muss nicht tatenlos dabei zusehen, wie der Körper abbaut. Prominente Beispiele gibt es genug. Da ist der Radrennfahrer Chris Horner, der 2013 mit 41 Jahren noch die Spanien-Rundfahrt gewinnt; überflüssig zu erwähnen, dass er der älteste Teilnehmer ist, dem das jemals gelang. Horner fährt bis heute für ein kleineres US-Profiteam. Dann wäre da Noriaki Kasai. Der inzwischen 47-jährige japanische Skispringer zählt seit 30 Jahren zur Weltspitze seines Sports. Er hat angekündigt, noch bis 2026 weiterspringen zu wollen; er wäre dann 53 Jahre alt. Der American-Football-Star Tom Brady ist auch schon 42, will aber noch ein paar Jahre dranhängen in einer der härtesten Sportarten überhaupt. Und was die Ausdauersportarten angeht, toppt niemand das Husarenstück, das Hiromu Inada 2018 beim Ironman auf Hawaii gelang: Mit fast 86 Jahren schaffte es der Japaner innerhalb des Zeitlimits ins Ziel.

Beispiele wie diese spornen Stettner an. Sie motivieren sie bei ihrem eigenen Unterfangen, ihre Leistung kontinuierlich zu verbessern und damit den Prozess des biologischen Alterns umzukehren. Anstatt abzubauen, baut sie auf. Stettner hat dafür verschiedene Coaches engagiert, mit deren Hilfe sie individuell auf ihre Bedürfnisse abgestimmte Trainingspläne entwirft. Sie lässt sich zudem von Ärzten der Berliner Charité betreuen, die ihr im Rahmen regelmäßiger Untersuchungen Aufschluss darüber geben, an welchen Parametern sie besonders arbeiten muss. In den meisten Kategorien schneidet sie überdurchschnittlich gut ab. Nur ein Wert fällt aus der Reihe: VO2max.

VO2max bezeichnet die maximale Sauerstoffaufnahmekapazität, sie gilt als guter Prädiktor für die Fitness im Alter.

Der Wert spiegelt die kardiorespiratorische Leistungsfähigkeit eines Athleten, er gibt also an, wie viel Sauerstoff der Körper unter Höchstbelastung aufnehmen, transportieren und verwerten kann. Vor allem in Ausdauersportarten wie Triathlon kann die VO2max-Kapazität über Sieg oder Niederlage entscheiden, denn je mehr Sauerstoff über das Zusammenspiel von Herz und Lunge in den Organismus gelangt, desto besser können die Muskeln arbeiten. Und umso leistungsfähiger sind die Mitochondrien – die kleinen Kraftwerke, die in den Muskelzellen arbeiten.

Die VO2max ist zu einem Teil genetisch bedingt, sie nimmt mit zunehmendem Alter ab und liegt bei Frauen im Schnitt 10 bis 15 Prozent unter dem Wert von Männern. Aber sie ist trainierbar. »Bei der VO2max ist es so, dass etwa die Hälfte des körperlichen Anpassungsvermögens von der Genetik abhängt«, sagt der Sportwissenschaftler Thomas Rüther von der Forschungsgruppe Leistungsepidemiologie der Deutschen Sporthochschule Köln. »Das heißt, wenn ich mit untrainierten Menschen drei Monate trainiere, verbessern die ihre Leistungsfähigkeit im Schnitt um 20 Prozent. Da sind aber welche dabei, die verbessern sich tatsächlich um 30 Prozent und welche, die verbessern sich nur um 10 Prozent. In der Differenz drückt sich maßgeblich auch der genetische Faktor aus. Das Gute ist jedoch, die Trainierbarkeit unterscheidet sich zwischen Jung und Alt prozentual kaum. Die wichtigste Botschaft lautet also: Trainierbarkeit und Anpassungsfähigkeit sind auch im Alter noch erstaunlich hoch.«

Bei entsprechender Trainingssteuerung kann Stettner ihren VO2max-Wert also durchaus noch verbessern. Das dafür nötige belastungsintensive Training ist allerdings nicht ohne. Es erfordert eine gewisse Leidensfähigkeit. Das muss sie bald erfahren.

***

Ein Berliner Fitnessstudio am späten Nachmittag. Draußen hasten die Leute durch die Fußgängerzone, die Weihnachtsdeko baumelt noch von den Laternen, Regen liegt in der Luft. Das Studio summt wie ein Bienenstock. Um diese Zeit sind viele junge Leute da, es wird geräckert, Schweiß und Powerpop füllen den Raum. In einer Ecke liegt Inge Stettner rücklings auf dem Boden und müht sich mit den Gewichten am Zugturm ab. »Komm, Inge!«, ruft ein kleiner, kompakter Mann mit Baseballmütze. »Mach fünf Stück mehr, du siehst noch so glücklich aus!« Der Mann heißt Jimmy Müller, er ist Stettners Personal Coach. Müller redet laut und schnell, er hat den Energielevel einer Starkstromleitung, nichts an ihm steht still. Ab und zu rückt er seine Kappe zurecht und wischt sich die Schweißperlen vom Kopf.

Während Stettner noch fünf weitere Wiederholungen macht, erklärt Müller den Unterschied zwischen roten und weißen Muskelfasern. »Die hat jeder Mensch«, sagt er und fuchtelt mit den Händen in der Luft herum: »Stell dir ein Huhn vor, viel weißes Fleisch, das flitzt superschnell, okay? Das sind die Ausdauerfasern. Und jetzt stell dir ein Rind vor, rotes Fleisch, schwerfällig, aber stark. Das sind die Kraftfasern. Inge hat zu wenig rote Fasern. Sie ist mehr Huhn als Rind.« Deshalb quält Müller sie mit seinem Krafttraining. »Die Dreißig musst du jetzt aber auch noch vollmachen«, fordert er. Stettner stöhnt. Als Ausdauersportlerin hat sie zwar immer auch Wert auf Krafttraining gelegt, hatte aber nie eine professionelle Betreuung für diesen Bereich. Das führte dazu, dass sie ihren Körper einseitig belastete, was zu einer Dysbalance führte, etwa im Schwimmbecken. Sie fühlte sich unwohl im Wasser, kam nicht an ihr maximales Leistungsvermögen heran. Seit sie neben ihrem Ausdauertraining noch gezieltes Krafttraining macht, hat sich ihre Schwimmzeit nach nur wenigen Monaten um vier Sekunden verbessert. Es ist eine von vielen Stellschrauben, an denen sie gedreht hat, um ihren Plan, vielleicht einmal ganz oben in der Weltspitze mitzuspielen, umzusetzen. Die richtige Betreuung ist dabei ein wichtiges Element, aber es hat gedauert, bis Stettner die richtigen Personen fand.

Die Trainer, die sie vorher betreuten, erzählt sie, haben sie nicht verstanden. Haben sich nicht genug auf sie eingelassen, sondern stur ihr Programm durchgezogen. Als sie für einige Jahre in der Schweiz lebte, hatte sie einen Coach, mit dem sie nur Kondition bolzte. Sein Konzept bestand darin, sie fünf Stunden am Stück durch die Langlaufloipe fahren zu lassen, bis zur völligen Erschöpfung. »Ich habe das immer brav gemacht, weil ich dachte, es wird mir schon guttun.« Mit einem anderen Trainer geriet sie aneinander, weil der nicht viel von den speziellen Bedürfnissen älterer Athleten verstand, sondern alle Altersgruppen nach demselben Schema coachte. Auch von ihm trennte sie sich.

Mit Müller passt es. Muskelbepackt, braungebrannt, tätowiert und mit einem Ego, das so groß ist wie eine Hüpfburg, kann man ihn sich gut in einer Reality-Show im Fernsehen vorstellen – aber nicht unbedingt in der Seniorenbetreuung. Doch der Eindruck täuscht. »Bei den Menschen, die schon etwas reifer und weiter im Leben sind, musst du behutsamer rangehen«, erklärt Müller. »Denen musst du gut zuhören, sonst fühlen die sich nicht ernst genommen.« Und das macht er. Er bringt Inge an ihre Leistungsgrenze. Genau das, was sie will. »Sie kommt ja teilweise schon erschöpft zu mir«, sagt er, »und dann setzt sie hier noch mal einen drauf.«

Bei der Frage, wie viele Sportler über 70 Jahre noch so intensiv trainieren, muss Müller nicht lange überlegen.

»Nicht viele.«

***

Stettners VO2max-Wert lag zuletzt bei 46,2 ml/min/kg. Ihr Organismus transportiert also pro Minute 46,2 Milliliter Sauerstoff durch ihren Körper. Ein ausgezeichneter Wert. Er entspricht in etwa dem eines gut trainierten 50-jährigen Mannes. Stettner ist das nicht genug. Um ihren VO2max-Wert weiter zu verbessern, absolviert sie hochintensives Intervalltraining (HIIT), also Ausdauerläufe oder mehrere Sprinteinheiten an der Belastungsgrenze. Auf dem Fahrrad sieht das so aus: Sie fährt 30 Sekunden bei Maximalgeschwindigkeit, was bei ihr ungefähr 180 bis 205 Watt bedeutet. Dann macht sie 30 Sekunden Pause. Das Ganze wiederholt sie 20-mal. »Die Einheiten sind hart, die tun manchmal richtig weh«, sagt sie. »Das geht dann bis zum Kotzgefühl.«

Dass sich das Training auszahlt, zeigt ihre Herzfrequenz. Die ist innerhalb weniger Monate von 150 auf 159 gestiegen. Das ist gut, denn je mehr Blut das Herz durch den Organismus und damit auch in die Lunge pumpt, desto mehr Sauerstoff kann aufgenommen und verarbeitet werden. Auch ihre Laktatschwelle hat sich bereits zu ihren Gunsten verschoben, also jener Bereich, an dem Sauerstoffbedarf und Sauerstoffverbrauch in den Körperzellen noch ausgeglichen sind. Je höher die Schwelle liegt, desto länger kann man in hohem Tempo laufen.

Berühmt geworden ist das Beispiel des französischen Radfahrers Robert Marchand, der 2017 im Alter von 105 Jahren noch einen Stundenweltrekord auf der Bahn in seiner Altersklasse aufstellte. Er fuhr 22,547 Kilometer in 60 Minuten. Zwei Jahre zuvor hatte er schon den Rekord für die Klasse der über Hundertjährigen aufgestellt. Und obwohl der Senior erst im Alter von 67 Jahren ernsthaft mit dem Radfahren angefangen hatte, zeigten seine Leistungen eindrucksvoll, dass er sich in allen relevanten Parametern auch in hohem Alter noch steigern konnte. So verbesserte er seine VO2max-Rate im Zeitraum zwischen dem 104. und 105. Lebensjahr um 13 Prozent. Auch seine maximale Leistungskraft steigerte sich um 39 Prozent von 90 auf 125 Watt. Er führte das auf seine Diät – die aus einer Menge Obst und Gemüse, Joghurt, Brot und einem halben Glas Rotwein pro Tag besteht – und das tägliche Training zurück.

Auch Stettners Tage sind durchgetaktet. Morgens um Viertel vor sechs steht sie auf und macht sich auf den Weg ins Schwimmbad, wo sie 2 bis 3 Kilometer krault. Nach dem Frühstück gönnt sie sich eine Pause, während der sie auf dem Klavier übt. Bach. Beethoven. Chopin. Wenn sie nicht musiziert, lernt sie Englisch oder malt in ihrem Atelier, das sie sich mit ihrem Mann teilt, in Öl. Sie malt abstrakt. Große Flächen, geometrische Formen. »Ich habe Farben gern. Eigentlich bin ich ein fröhlicher Mensch. Aber man sagt mir nach, ich sei ernst und verbissen.«

Nachmittags steht die zweite Trainingseinheit an, entweder Ausdauertraining auf dem Rad oder dem Laufband oder Krafttraining mit Gewichten. Ihre Trainingsroutinen ändert sie regelmäßig, um neue Impulse zu setzen – auch das ist eine wichtige Maßnahme, insbesondere im Alter, um ein Übertraining zu vermeiden. Wie eine Klaviersonate braucht auch der Körper Pausen. Ohne diese findet er nicht den richtigen Rhythmus, die leistungsfördernden Effekte verkehren sich ins Gegenteil. Regelmäßiges Übertrainieren kann krank machen. Um das zu verhindern, nutzt Stettner eine App, in der sie ihren Wochenplan mit den jeweiligen Trainingseinheiten speichert. Ihr Plan weist neben bunten Flächen auch graue Flächen aus. Bunt steht für Training, Grau für Freizeit. Ihr Plan ist sehr bunt.

»Der Sport hat meinem Alltag eine feste Struktur gegeben«, sagt sie. Nach dem Eintritt in den Ruhestand klafft bei vielen Senioren ein Loch, sie wissen nicht, wie sie ihren Alltag sinnvoll füllen sollen. Bei Stettner kam hinzu, dass sie schon mit Mitte fünfzig in Frührente ging. Sie war im Unfrieden aus dem Schuldienst als Lehrerin ausgeschieden, hatte sich mit den Kollegen überworfen und war gesundheitlich angeschlagen. Das Loch, in das sie zu fallen drohte, war tief. Durch den Sport fand sie wieder zurück in die Spur. Laufen war ihre Therapie.

Stettners Aufwand ist beeindruckend. Sie leistet sich einen Fitnesstrainer, einen Triathloncoach und einen Physiotherapeuten. Zu ihrer Ausrüstung gehören unter anderem zwei Hochleistungsfahrräder, Rennanzüge, Helm, Spezialschuhe, Neoprenanzug, Trainingsanzüge und Taschen. Dazu kommen die Reisekosten zu den Wettbewerben, Nahrungsergänzungsmittel, Eintritte fürs Schwimmbad und Fitnessstudio sowie der Vereinsbeitrag. Allein die Startgebühren bei den Rennen schlagen oft mit mehreren Hundert Euro zu Buche. So liegt das Startgeld bei der Challenge Roth derzeit bei 599 Euro pro Einzelstarter. Würde sie nicht zu vielen der Wettkämpfe gemeinsam mit ihrem Mann fahren und nachts irgendwo an der Strecke im VW-Bus schlafen, könnte sie sich den Sport kaum leisten.

Ihren Englischunterricht musste sie schon aufgeben, um Geld zu sparen. Sie macht das jetzt autodidaktisch. In ihrem Arbeitszimmer hängt eine Schreibtafel an der Wand, darauf hat sie englische Vokabeln und Phrasen geschrieben. Es sind die Sätze und Wörter, die sie am häufigsten braucht, wenn sie bei Wettkämpfen im Ausland ist.

I struggled – Ich habe gekämpft
Current – Strömung
Please take care of your health – Bitte achte auf deine Gesundheit
I am back again – Bin wieder voll dabei
May I have your attention – Darf ich ihre Aufmerksamkeit haben
Impressive – beeindruckend
Only one – die Einzige
Enjoy your meal – Lass es Dir schmecken!
Just kidding – nur ein Scherz
It went well – Es ist gut gelaufen
Well-being – Wohlbefinden
I'm delighted – Ich freue mich sehr
You grin like a Cheshire cat – Du grinst wie ein Honigkuchenpferd

Mehr muss man eigentlich nicht wissen.

***

Im Frühjahr 2019 reist Stettner nach Fuerteventura. Nicht, um sich dort an den Strand zu legen. Sie hat ein internationales Trainingscamp gebucht, in dem sie unter der Anleitung professioneller Coaches an ihrer Form feilen will. Das zweiwöchige Camp kostet eine Stange Geld, aber Stettner hofft, ihre Leistung noch mal steigern und von der Dynamik einer größeren Trainingsgruppe profitieren zu können. Es ist nicht das erste Camp dieser Art, das sie besucht. Sie hat gute Erfahrungen. Doch dieses Mal ist die Atmosphäre schwierig. Die anderen sind jünger als sie, und als sie am Berg nicht schnell genug die Abfahrt herunterkommt, durchbohren sie böse Blicke. Sie leidet unter der Atmosphäre. Stettner ist über siebzig, die anderen um die fünfzig. Jeder will das Beste. Für sich.

»Ich habe die behindert. Dieses Gefühl wurde mir dort gegeben«, sagt sie. Dieses Gefühl wird sie auch in den Monaten danach noch beschäftigen, es wird an ihr nagen, denn niemand möchte anderen zur Last fallen. Erst recht nicht wegen einer Sache, für die er wenig kann: sein Alter.

Dass sie mit dem Alter und damit, wie die Menschen damit umgehen, hadert, belegt auch eine andere Episode. Nach einem Rennen kam ein junger Zuschauer auf sie zugelaufen, er strahlte. »In ihrem Alter möchte ich auch noch so fit sein«, posaunte er freudig. Stettner schaute den jungen Herrn nur an, dann ging sie weiter. »Was soll ich denn damit anfangen?«, sagt sie. »Ich habe das nicht als Kompliment empfunden.« Alter an sich ist für sie keine Leistung. Man muss ihr keine Komplimente machen, weil sie 72 Jahre alt ist. Sie hatte an diesem Tag ein gutes Rennen bestritten. Dafür hätte sie gern ein Kompliment angenommen.

Der Umgang mit Alterssportlern in einer älter werdenden Gesellschaft ist ein guter Indikator dafür, wie diese Gesellschaft auf sich selbst blickt. Die Erfahrungen, die Stettner in dieser Hinsicht gemacht hat, geben nicht gerade Anlass zu übermäßigem Optimismus. Alterssportler gelten als Exoten, in der Regel begegnet man ihnen mit einer Mischung aus abseitiger Faszination und übermäßigem Sympathiebonus. Fachlich fundierte Anerkennung für ihre Leistung ist eher selten. Das stört Stettner. Sie hat etwas gegen Nettigkeiten. Sie möchte ernst genommen werden.

An einem Tag im Dezember zieht Stettner in einem Berliner Hallenbad ihre Bahnen. Sie trägt ihren schwarz-rot-goldenen Wettkampfanzug, ihr Tempo ist hoch. Plötzlich kommt ein Herr mit imposantem Bauch und lichtem Haar angestapft und fragt etwas steif nach Stettners Alter. »72?« Er macht große Augen. »Das gibt's ja nicht«, staunt er und prustet ordentlich durch. »Könnten Sie die Dame mal fragen, welche Drogen sie nimmt? Dann besorg' ich mir die auch. Hahaha!«

***

Es gibt eine Sache, über die Stettner häufig spricht: Ehrgeiz. »Ich weiß gar nicht, was das ist, Ehrgeiz«, sagt sie einmal. Ein anderes Mal: »Ehrgeiz hat so einen negativen Beigeschmack. Mein Makel ist, dass man mir nachsagt, ich sei zu ehrgeizig.« Und wieder ein anderes Mal: »Ehrgeiz muss schon sein, sonst kann man es ja gleich sein lassen. Ohne Ehrgeiz kommt man nicht vorwärts.« Stettner und der Ehrgeiz, das erinnert an eine Beziehung zwischen zwei ungleichen Partnern: Es ist kompliziert.

Es ist ja auch eine Krux mit dem Ehrgeiz. Er bringt Menschen auf den Mount Everest, ins Weiße Haus, zum Mond oder ins Dschungelcamp, er schürt Bewunderung und Missgunst. Am Ehrgeiz weideten sich schon die alten Griechen, riefen ihm zu Ehren die Olympischen Spiele ins Leben. Trotzdem hat er nicht den besten Ruf. Ehrgeiz setzt eine Menge Energie frei, er vergiftet aber auch leicht die Atmosphäre. Und führt Ehrgeiz nicht irgendwann zu Erfolg, droht er, hohl zu werden. Der Ehrgeizige wirkt dann leicht wie ein Trottel. Aber wer entscheidet eigentlich über den Erfolg? Im Kolosseum war es das Publikum. Bei Stettner die Mutter.

Sie weckte ihr Interesse für Kunst. Obwohl aus einer Arbeiterfamilie kommend, in der Ästhetik keine Rolle spielte, wurde die Mutter Malerin. Sie war ehrgeizig, holte das Abitur nach und studierte an der Kunstgewerbeschule in Leipzig. Stettner eiferte ihr nach. Auch sie studierte Kunst, und zwar gegen den Willen der Eltern, insbesondere der Mutter. Die hatte für ihre Tochter den Lehrerberuf vorgesehen, eine Künstlerlaufbahn traute sie ihr nicht zu. Sie hielt die Tochter für nicht gut genug.

»Meine Mutter hat immer gesagt: Da fehlt der i-Punkt.«

Stettner kränkte das sehr. Aber sie schlug den Weg trotzdem ein, wurde Meisterschülerin von Johannes Geccelli an der Hochschule der Künste in Berlin. Dann doch noch die Kehrtwende: Nach der Ausbildung entschied sie sich gegen den Künstlerberuf und wurde Lehrerin. Die Mutter hatte recht behalten.

In ihrem Job als Lehrerin für Kunsterziehung und Werken blühte Stettner zunächst auf, sie arbeitete gern mit den Schülern, machte mehr, als sie musste. Im Lehrerkollegium mied man sie bald, weil sie sich engagierte und auch nach dem Unterricht manchmal noch Nachhilfe anbot, den Schulgarten gestaltete und auch gern die Begleitung auf Klassenfahrten übernahm. Sie galt als übereifrig, wurde zum Außenseiter gestempelt. Irgendwann war sie so frustriert, dass sie sich absonderte. Sie war 50 Jahre alt und psychisch in einer Sackgasse.

»Dann habe ich natürlich einen Ausweg gesucht und bin laufen gegangen, abends in den Tiergarten, wenn es dunkel war.« Die Strecken, die sie läuft, werden immer länger. Irgendwann beginnt sie, die Marathondistanz in Angriff zu nehmen. Sie läuft nun auch am Wochenende und tagsüber. »Ich konnte gar nicht so viel laufen, wie ich abarbeiten musste.« Sie läuft sich den ganzen Frust von der Seele.

Fünf Jahre lang geht das so. Dann quittiert sie krankheitsbedingt den Schuldienst. Kurz darauf bestreitet sie ihren ersten Triathlon. Sie ist aus ihrem Loch herausgelaufen.

***

In der neuen Saison will Stettner versuchen, die Dominanz der Engländerinnen zu brechen. Die laufen schon seit Jahren immer vor ihr ins Ziel. »Ich möchte gegen die Besten gewinnen«, sagt sie. »Vielleicht einmal Weltmeisterin werden.« Bisher wurde sie bei der WM Zweite, Dritte und Vierte. Nur bei der EM wurde sie einmal Erste, als die Engländerinnen nicht am Start waren. 2020 bietet sich ihr die nächste Gelegenheit aufs Podium, dann findet die WM in Neuseeland statt.

Doch nach ganz oben zu kommen ist schwierig. Schon deswegen, weil die Strukturen für Mastersathleten in Ländern wie England, Kanada, USA oder Australien in vielen Bereichen besser ausgebaut sind als in Deutschland. Während es in Australien etwa eine lebendige Schwimmbadkultur gibt, schließen in Deutschland pro Jahr etwa 80 Bäder. Schlecht für Triathleten wie Stettner. Viele der Bäder, die noch nicht geschlossen sind, müssten renoviert werden. Immerhin, das Bundesinnenministerium hat sich im Januar 2020 erstmals für einen großflächigen Ausbau der Sportstätteninfrastruktur ausgesprochen. Dieser sogenannte Goldene Plan soll ab 2021 greifen und mit massiven Investitionen in die öffentliche Daseinsvorsorge einhergehen. Beschlossen ist allerdings noch nichts. Umsetzung offen.

Auch bei den Sportverbänden herrscht in Sachen Masterssport noch nicht die Aufmerksamkeit, die das Thema angesichts der demografischen Entwicklung verdient hätte. Häufig sind die Mastersbeauftragten zwar sehr bemüht, die finanzielle Unterstützung für die Athleten beschränkt sich aber auf ein Minimum. Viele Mastersathleten geben den Leistungssport auch deshalb entnervt auf.

Stettner nicht. Sie kämpft hartnäckig für ihren Erfolg. Auch wenn das bedeutet, ihre Ersparnisse zu investieren und über die Schmerzgrenze zu gehen. Wie bei den deutschen Meisterschaften 2009. Da liegt sie eine Runde vor dem Ende des Rennens in Führung, als es plötzlich einen Knall gibt. Die Achillessehne ist gerissen. Sie humpelt noch ein Stück weiter, will sich ins Ziel schleppen, aber es geht nicht. Die Schmerzen sind zu groß. Noch schlimmer ist für sie aber etwas anderes: »das Aufgeben.«

»Aufgeben«, sagt sie, »das ist für mich keine Option.«

KRAFT

»Im Scheine meiner kleinen Lampe,
seid ihr ganz bleich geworden,
ihr gelben Chrysanthemen.«

Japanisches Haiku

Es ist noch nicht so lange her, ein paar Jahre, da streifte der kleine, kräftige Mann durch seinen Garten. In der Hand hielt er einen Spaten. Der Garten war so groß, dass man sich darin verlaufen konnte. Sträucher und Blumen wuchsen darin, in den prächtigsten Formen und Farben. Der Mann freute sich darüber. Er mochte es, wenn die Gladiolen blühten, die Malven ihre Köpfe reckten und die Chrysanthemen ins Kraut schossen. Im Garten war er zufrieden. Doch irgendwann legte er den Spaten beiseite. Er hatte genug gegraben und beschlossen, dass es Zeit sei. Zeit für etwas Neues.

Hans-Willi Neubauer sitzt in seinem Fitnessstudio an der Rückenzugmaschine und zieht eine schwere Eisenstange zum Oberkörper. Auf seiner Stirn treten dicke Adern hervor, die

75 Kilogramm, die an der Stange hängen, machen ihm zu schaffen. Er atmet schwer, aber er zieht die Stange ganz zur Brust. Einen kurzen Moment hält er inne, dann führt er das Gewicht wieder zurück und macht das Ganze noch einmal. Und nochmals. Bei der zehnten Wiederholung beginnen seine Hände zu zittern. Willi lässt die Stange los, die Eisenplatten krachen zu Boden. »Siehste«, sagt er, »is doch gar nich' so schwer.« Er steht auf und baut sich vor dem Spiegel an der Wand auf.

Willi nickt. Er ist zufrieden mit dem, was er sieht.

***

Willis Fitnessstudio steckt in einer rechteckigen Mansarde im Hinterhof seines Hauses am Niederrhein. Drei zugige, holzverkleidete Räume, vollgestellt mit Trainingsmaschinen, Hanteln und Gewichten. Durch ein Fenster aus Glasbausteinen suppt trübes Licht herein, im Radio läuft »Nothing's gonna stop us now« von Starship. An den holzverkleideten Wänden des Studios hängen Pin-ups, Urkunden, Poster, mannshohe Spiegel und jede Menge Fotos. Darauf zu sehen ist Willi. Willi allein, Willi zu zweit, zu dritt, aber immer mit Bodybuildern. 1967 beim Mr. Germany, 1988 beim Grenzland-Cup, 2013 bei der Deutschen Meisterschaft. Oder bei der Weltmeisterschaft 2015.

Auf den beiden größten Fotos, die in Willis Mansarde hängen, ist Willi nicht zu sehen. Zu sehen ist darauf ein Mann, der es von allen Muskelmännern am weitesten gebracht hat: Arnold Schwarzenegger.

»Ach, ja, der Arnold«, sagt Willi. Dann widmet er sich wieder seiner Hantel.

Willi ist 73 Jahre alt, so steht es in seinem Pass. Schwer zu glauben, trotzdem. Willi steckt nicht im Körper eines alten Mannes. Er verkörpert eher die Jung-Siegfried-Version seiner selbst. Die Haut ist straff, die Muskeln sind definiert, das Haar glänzt und die 78 Kilo Lebendgewicht sind auf die 1,69 Meter ideal verteilt. Kommt natürlich drauf an, was man unter »ideal« versteht. Unter Bodybuildern zählt nur das V: breite Schultern, schlanke Taille, definierte Beine. Willi ist der V-Typ. Er hat einen gewaltigen Nacken, auf den man den Himmel stützen könnte. Sein Bauch ist flach, die Beine sind stramm, der Bizeps hüpft. Er spannt den Arm an.

»Sieht doch noch gut aus, oder etwa nicht?«

Mit 17 Jahren hat er mit dem Bodybuilding angefangen. Seit mehr als fünf Jahrzehnten werkelt er jetzt schon an seinem Körper. Hat dafür viele Preise gewonnen. Die Wände in seinem Studio sind voll von den Urkunden für erste Plätze. Gerne würde er wieder an Wettkämpfen teilnehmen, so wie früher. Doch der internationale Bodybuilding-Verband hat seine Altersklasse M70 abgeschafft. Über 70-Jährige wie er müssen nun gegen wesentlich jüngere Athleten antreten, sogar gegen 50-Jährige. Ein sinnloses Unterfangen.

»Ich will mich ja nicht blamieren, nä?«, sagt Willi.

Trainiert wird trotzdem. Jeden Tag. Er hat so eine Idee. In Amerika gibt es einen Bodybuilding-Verband, der in seiner Altersklasse noch Wettbewerbe durchführt. Dort könnte er es versuchen, in Amerika, Kalifornien, das Bodybuilding-Wunderland; das Paradies für Körperformung und das Mekka für Muskelbauer. Wo der glattgemeißelte Oberkörper mindestens so viel zählt wie der Achtzylinder vor der Garage. Und wo Arnold Schwarzenegger lebt, der erfolgreichste Bodybuilder von allen.

»Amerika«, sagt Willi. »Das wär' schon was.«

Willi trainiert aus Leidenschaft. Er braucht die Wiederholungen, den Schmerz. Den Blick in den Spiegel und das Kribbeln, das nach dem Training einsetzt, wenn das Blut in die Muskeln schießt und der ganze Körper spannt wie ein Heißluftballon. Dann sieht er optimal aus. Und darum geht es ja beim Bodybuilding. Ums Aussehen.

»Ja, sicher«, sagt er. »Um wat denn sonst?«

***

Es waren turbulente Zeiten im Herbst 1967, die Revolte hatte Deutschland erfasst. Im Juni des Jahres war der Student Benno Ohnesorg von einem West-Berliner Polizisten erschossen worden, die außerparlamentarische Opposition rief zum Sturm auf die Institutionen auf, eine Handvoll Jung-Revolutionäre verschwand im Untergrund, Banken wurden überfallen, Kaufhäuser explodierten, Menschen starben.

Willi ging nicht auf die Straße, er ging in seinen Garten. Die Revolte interessierte ihn nicht. Ihn interessierte sein Körper. Und seine Blumen.

In München ging unterdessen ein junger Mann über die Straße. Der Mann war nackt. Nur mit Badelatschen und einem winzigen Stück Stoff bekleidet, lief er am helllichten Tag vom Hauptbahnhof über die Bayerstraße Richtung Stachus. Bald schon folgte ihm eine wachsende Schar Fotografen und Schaulustiger. Ab und zu blieb der Mann stehen, um sich in Pose zu werfen, seinen makellosen, braungebrannten Körper vorzuzeigen und die gewaltigen Muskeln anzuspannen, was jedes Mal zu einem kleinen Auflauf führte. Das Klicken der Kameras schwoll an, und die umstehenden Damen begannen, angeregt zu tuscheln. Die Männer begnügten sich damit, einen mokanten Blick aufzusetzen oder einen Kalauer zu reißen. Den nackten Mann störte das nicht. Er setzte seinen Weg unbeirrt fort und präsentierte dabei ein strahlend weißes Lächeln, dessen entwaffnende Nonchalance nur noch von der gut sichtbaren Lücke zwischen seinen Schneidezähnen übertroffen wurde. Das Lächeln sollte sehr bald jeder kennen.

Der Mann hieß Arnold Schwarzenegger.

Im Jahr zuvor war er auf Einladung seines Mentors Rolf Putziger nach München gekommen. Putziger, der als Herausgeber der Homosexuellen-Zeitschrift *Die Insel der Freundschaft und Toleranz* in Erscheinung getreten war und zudem das Bodybuilding-Fachmagazin *Sportrevue* verlegte, hatte dem damals 18-jährigen Schwarzenegger eine Stelle als Trainer in seinem Fitnessstudio angeboten. Im »Herkules« traf sich die Szene der Körperkulturisten, wie die jungen Bodybuilder spitzfindig genannt wurden. Putziger hatte Schwarzenegger in Aussicht gestellt, ihm den Trip zum Mr.-Universum-Wettbewerb zu finanzieren – die in London stattfindende Weltmeisterschaft der Bodybuilder war für den jungen Österreicher ein wichtiges Etappenziel auf dem Weg ins gelobte Land: Amerika. Allerdings sprach er kaum Englisch. Also belegte er neben seiner Arbeit im Fitnessstudio und gelegentlichen Artikeln, die er für die *Sportrevue* schrieb, einen Sprachkurs und bearbeitete vormittags wie nachmittags seine Muskeln mit einer von Zeugen als »vollkommen unmenschlich« beschriebenen Trainingseinheit. Schwarzenegger wollte seinen Traum vom Weltruhm lieber heute als morgen wahrmachen. Das nötige Selbstbewusstsein hatte er längst. »Eines Tages werde ich der größte Filmstar werden«, sagte er seinem Münchner Englischlehrer. Der hielt das wohl für einen Scherz.

***

In jenem Herbst 1967 fährt Willi zusammen mit drei befreundeten Bodybuildern nach München. Sie wollen am Mr. Germany Contest teilnehmen, der deutschen Bodybuilding-Meisterschaft. Mitsamt ihrem Gepäck und einer ordentlichen Portion Lampenfieber quetschen sich die vier Adonisse in einen VW-Käfer und fahren los. Der Wettkampf findet auf der Bühne des Deutschen Theaters statt, unerwartet viel Publikum ist anwesend, und für Willi läuft es überraschend gut. Er kann sich den Titel bei den Junioren sichern und erntet anerkennenden Applaus. Er genießt das Rampenlicht. Die Scheinwerfer im Deutschen Theater sind so heiß, dass ihm das Tiroler Nussöl von der Haut tropft. Aber er könnte sich dran gewöhnen.

Hinter der Bühne läuft irgendwo auch Schwarzenegger herum. Er hat innerhalb eines Jahres mehrere bedeutende Wettbewerbe gewonnen, unter anderem den Titel beim Mr. Europe, und gilt mit seinen 19 Jahren als großes Talent. Sein Körper ist der eines Götterknaben. Er scheint in einen Zaubertrank gefallen zu sein. Als die Scheinwerfer ausgehen, ziehen die Bodybuilder durch die Stadt. Mit von der Partie ist auch Franco Columbu, der Sohn eines sardischen Schafhirten, der ebenfalls in München sein Glück sucht. Er wird später einer der engsten Vertrauten Schwarzeneggers. Und natürlich Schwarzenegger selbst, der Sohn eines Dorfpolizisten aus der Steiermark auf dem Weg zum Weltruhm. Die gut durchbluteten Männer gehen zuerst in ein Café, dann ins Hofbräuhaus. Später setzen sie die Spritztour im Rahmen einer ausgedehnteren Kneipenrunde fort. Irgendwann ist das Geld aus.

»Ja, sicher ging es da hoch her«, sagt Willi. »Wat denkst du denn?«

***

Als der Zweite Weltkrieg endlich beendet war, waren die meisten Männer froh, dass sie noch lebten. Womöglich sogar unversehrt. Etliche konnten das nicht von sich behaupten, sie trugen die Narben des Gemetzels noch am Leib, der Zeitgeist ging an Krücken. Die Athleten mit ihrer schamlosen Fixierung auf den eigenen Körper wurden entsprechend skeptisch beäugt. In Deutschland fand der Sport allenfalls in der Schmuddelecke statt. Erst Anfang der Sechzigerjahre kam er langsam dort heraus.

Obendrein umgab die jungen Bodybuilder ein gewisser Hautgout. Sie trafen sich gern in dunklen Kellern und Hinterhöfen, um ihrem Sport nachzugehen, und das hieß auch, bei Bedarf die Grenze zu überschreiten. Während anderswo fleißig Mauern hochgezogen wurden, brachen beim Körperbau alle Dämme. Es wurde wie wahnsinnig trainiert und wie verrückt experimentiert. Erlaubt war alles, was Masse brachte. Und wenn ein Körperteil nicht genug zulegte, half man eben mit Pillen, Spritzen oder Salben nach. Die ehrgeizigen Kraftsportler waren bestens vertraut mit der Chemie des Muskelwachstums.

Willi hielt sich immer da raus, beteuert er. Von Doping hielt er ebenso wenig wie von strengen Diätplänen. Sein Motto lautete: deftig essen und deftig trainieren. Bevor es auf die Bühne ging, genehmigte er sich einen Teller üppige Hausmannskost und auch schon mal eine Flasche Bier. Dass seiner wenig asketischen Haltung gewisse sportliche Grenzen innewohnten, sollte sich bald zeigen. Er wusste durchaus zu leben; vom Bodybuilding leben, so wie Schwarzenegger oder Columbu, konnte er nie.

***

Nach der durchzechten Nacht in München trennen sich die Wege der jungen Bodybuilder. Ihre Lebenspläne passten nicht auf einen gemeinsamen Bierdeckel. »Arnold erzählte die ganze Zeit davon, dass er nach London will. Er träumte davon, eine große Karriere und richtig viel Geld zu machen. London sollte das Sprungbrett für ihn sein«, erinnert sich Willi.

Tatsächlich trägt Schwarzeneggers Masterplan zum Ruhm schon einen Monat nach dem Mr.-Germany-Wettbewerb Früchte. Er sichert sich in London erstmals den Titel des Mr. Universum. Es ist der Startschuss für eine beispiellose Karriere, die ihn nach Amerika und bis nach Hollywood führt. Jahre nach den Welterfolgen mit den *Terminator*-Filmen wird er sogar das Amt des Gouverneurs von Kalifornien bekleiden – in maßgeschneiderten Anzügen, die stets eine Spur zu eng sind, und mit einer kubanischen Zigarre im Mund. Schwarzenegger hat das Versprechen, das er seinem Münchner Englischlehrer gegeben hatte, wahrgemacht. Er ist ein Superstar.

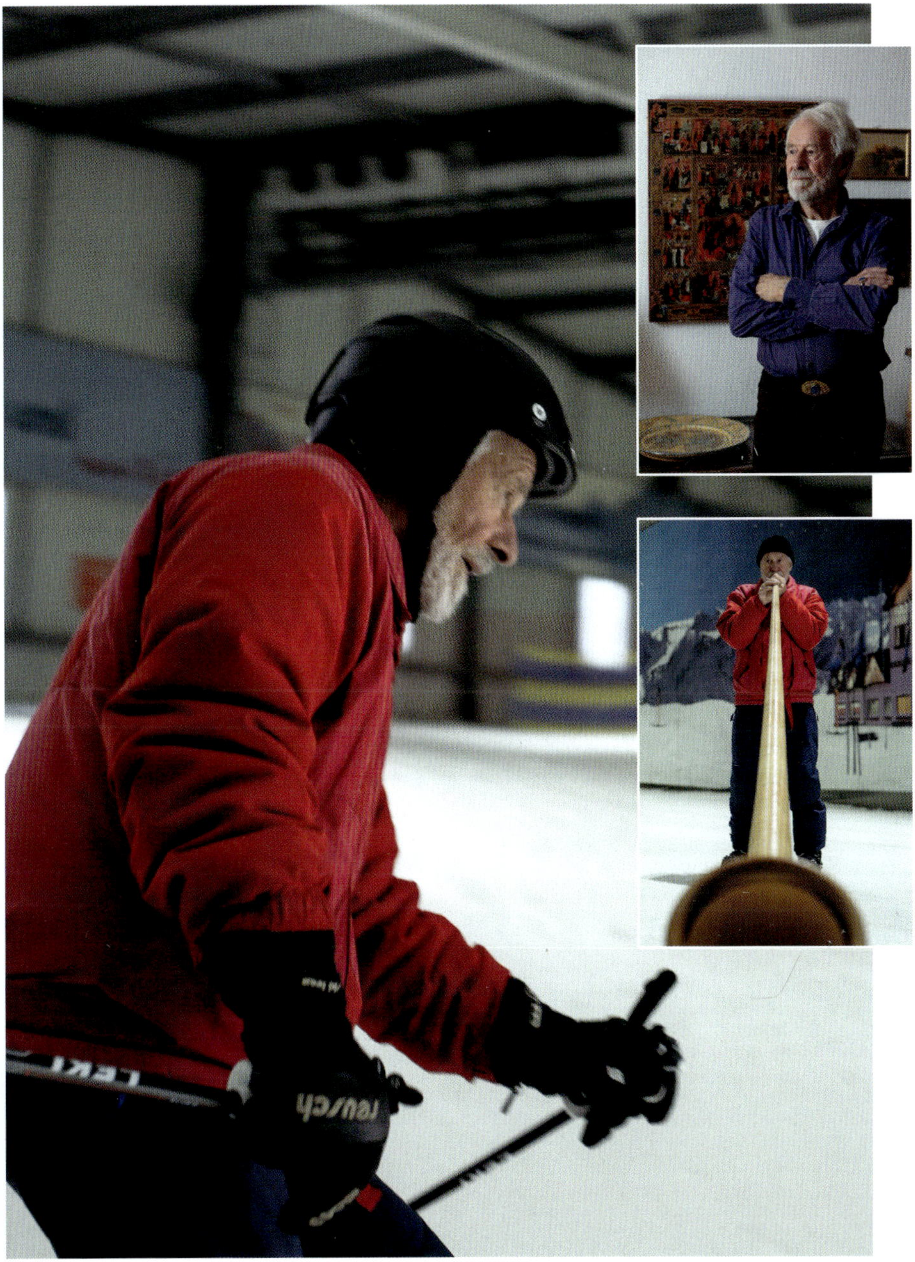

Beim Ski-Weltcup in Wittenberg/Mecklenburg-Vorpommern belegt Adrian Schickler den zweiten Platz in seiner Klasse (groß). Der mehrfache Deutsche Meister im Slalom spielt bei den Siegerehrungen auf seinem Alphorn (rechts unten). Das fast vier Meter lange Instrument hat er sich selbst beigebracht.

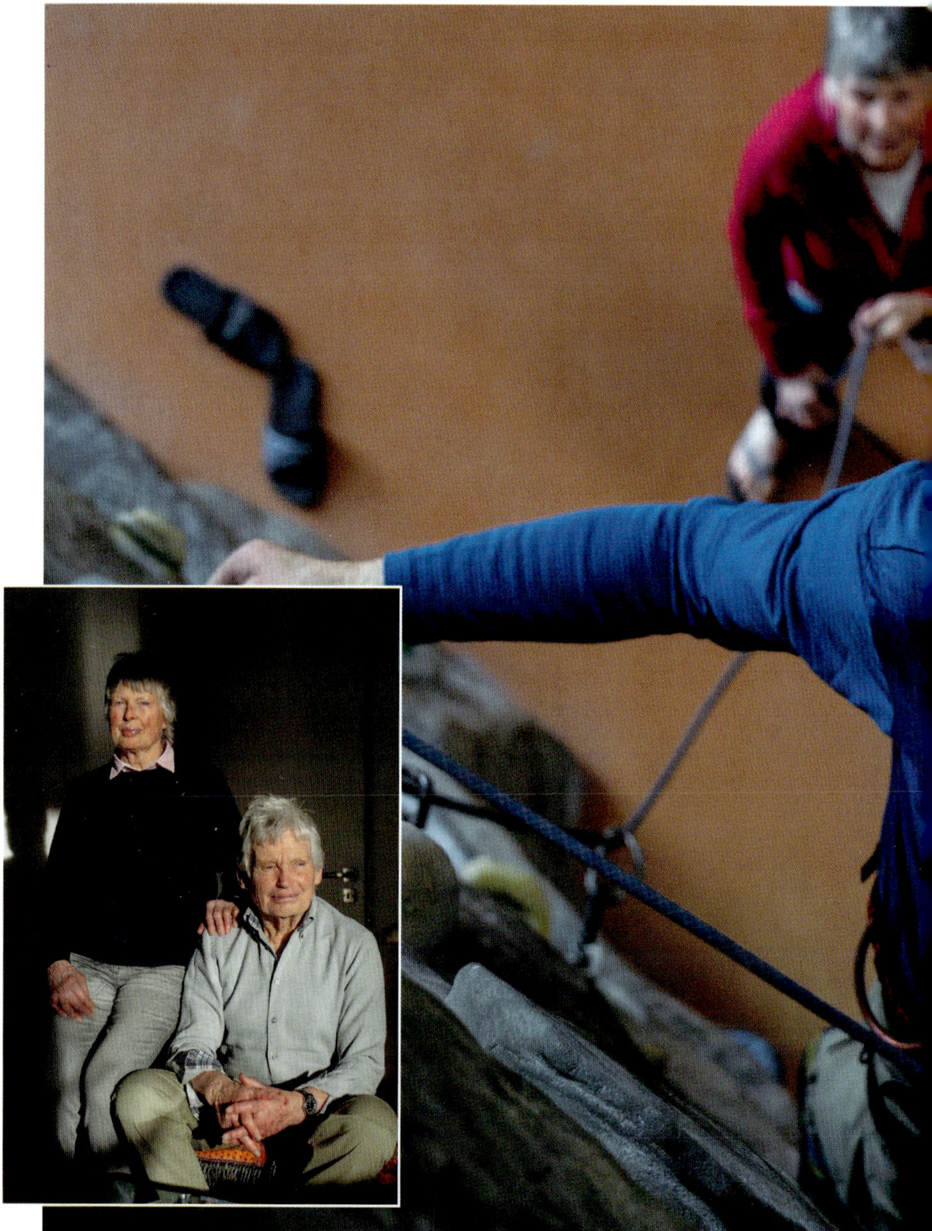

Manfred und Christa Sturm in der Kletterhalle des Deutschen Alpenvereins in München-Thalkirchen (großes Bild). Den Bau der Halle hatte Manfred Sturm in den 1980er-Jahren entscheidend vorangetrieben. Die beiden gehen jede Woche mehrmals zum Klettern in die Halle und bewältigen dabei schwerste Routen.

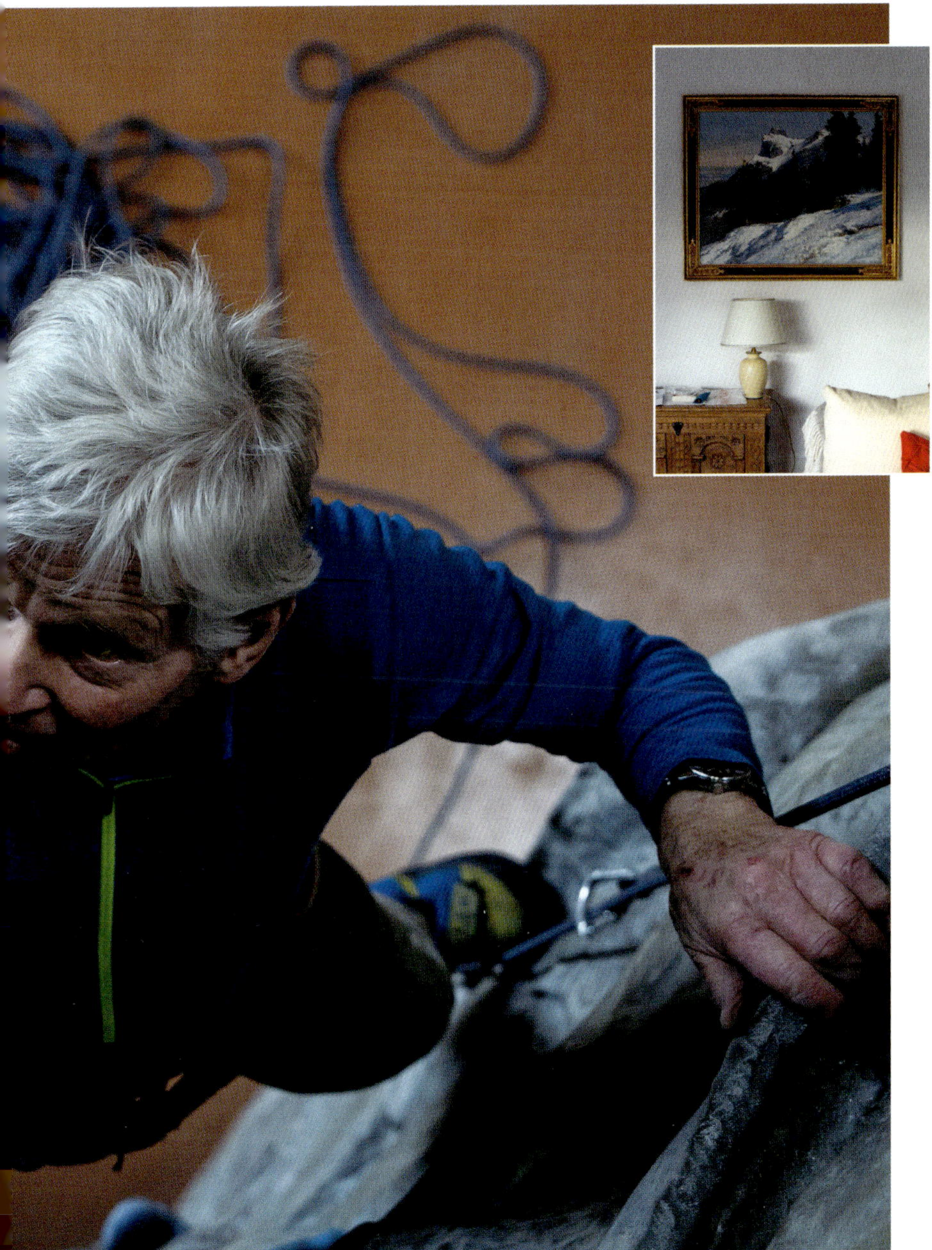

Christa Sturm gehört zu den Mitgründerinnen des Rendez-vous Hautes Montagnes, des ersten internationalen Netzwerks für Bergsteigerinnen. In dem 1968 entstandenen Zirkel geben Frauen den Ton an, er besteht bis heute. Auch im Wohnzimmer der Sturms dominieren die Berge (rechts oben).

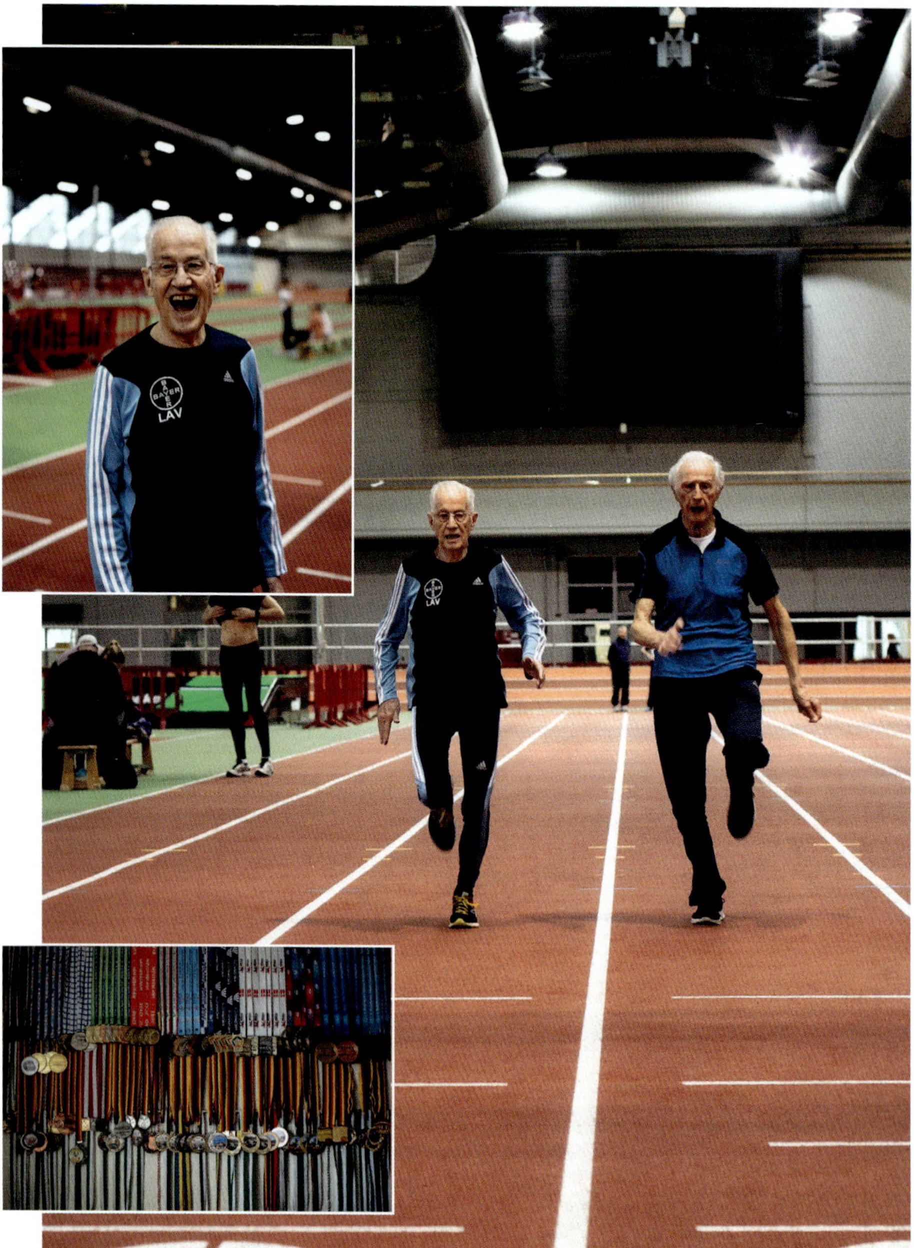

Herbert Müller im Sprintduell gegen seinen Freund und Trainingspartner Fred Ingenrieth in Düsseldorf (großes Bild). Der 90-jährige Müller hat gut lachen (klein, oben), er hält derzeit mehr als 30 Weltrekorde. In Müllers Arbeitszimmer hängt ein Teil seiner imposanten Medaillensammlung (klein, unten).

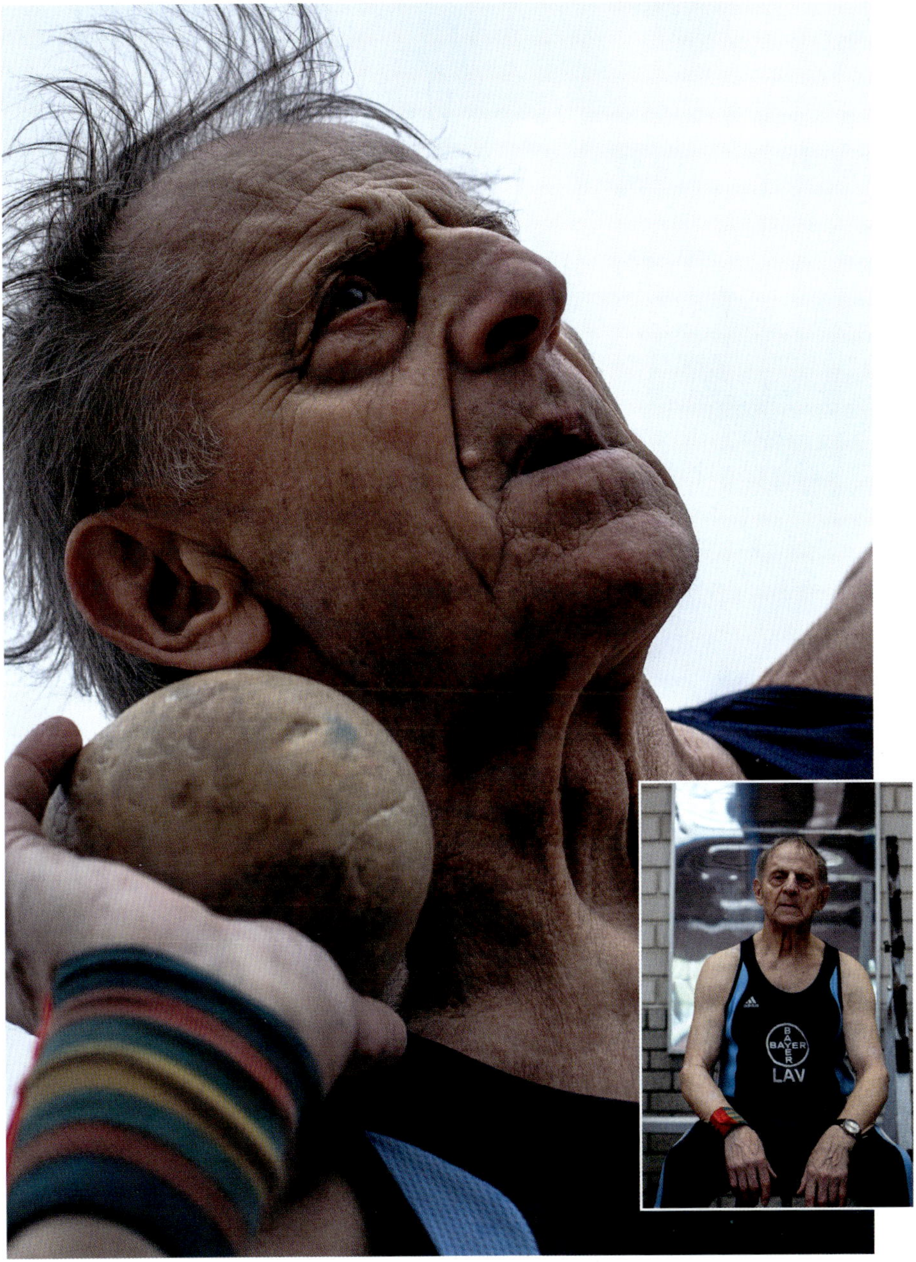

Steinstoßen ist eine uralte Disziplin. Sie kann mit einer Hand, wie beim Kugelstoßen, oder mit beiden Händen betrieben werden. Die Steine sind zwischen 3 und 50 Kilogramm schwer. Dieter Wolf ist eine Koryphäe des Sports. Der ehemalige Geheimdienstler hält 39 Weltrekorde in verschiedenen Disziplinen.

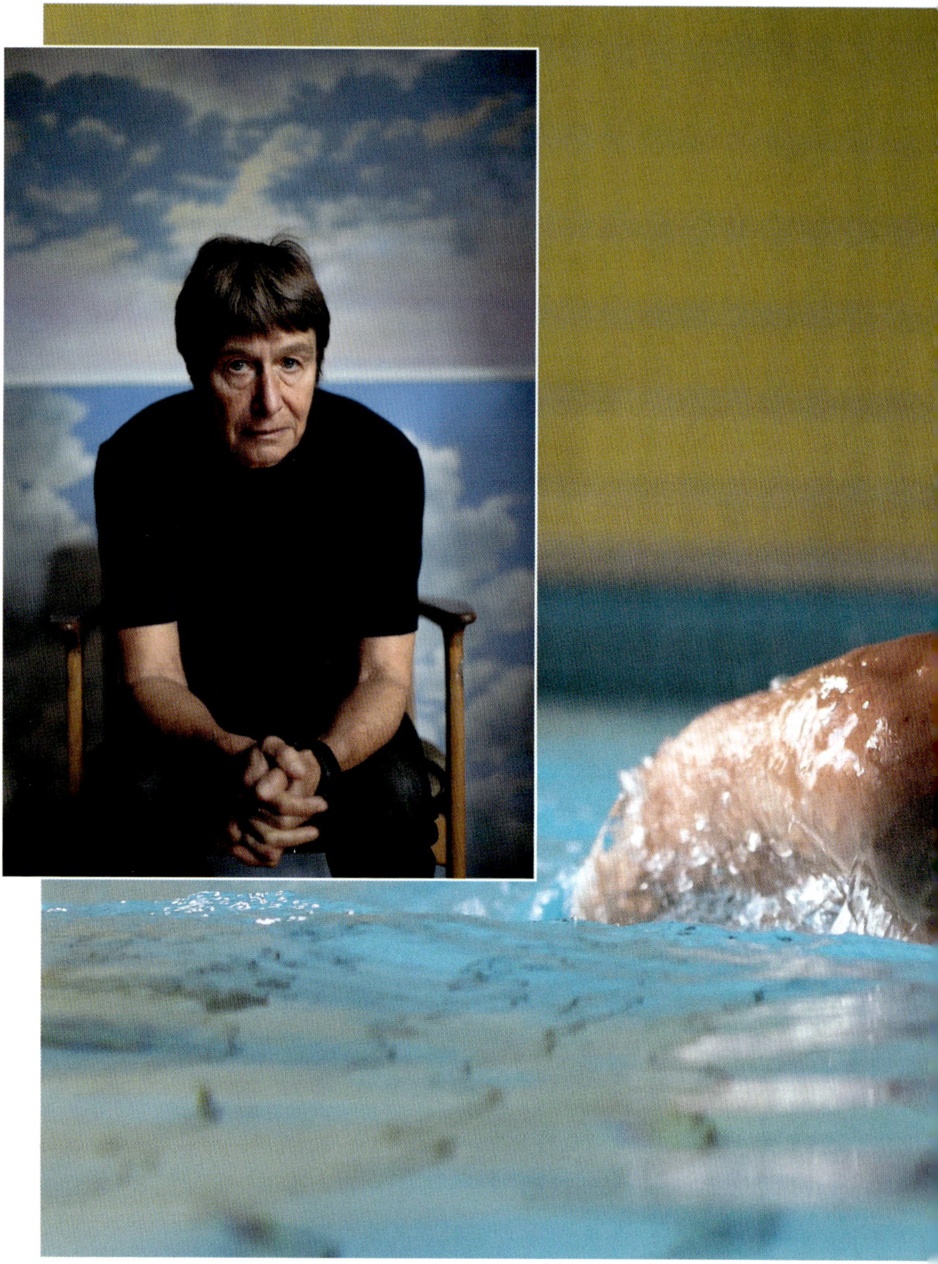

Die Berlinerin Inge Stettner ist auf der Halbdistanz eine der weltbesten Triathletinnen ihrer Altersklasse. Die 72-Jährige investiert viel Zeit, Geld und Energie, um ihre Leistungsgrenzen zu verschieben. Als Ausgleich malt sie in ihrem Atelier. Die Bilder stellt sie regelmäßig aus (oben links).

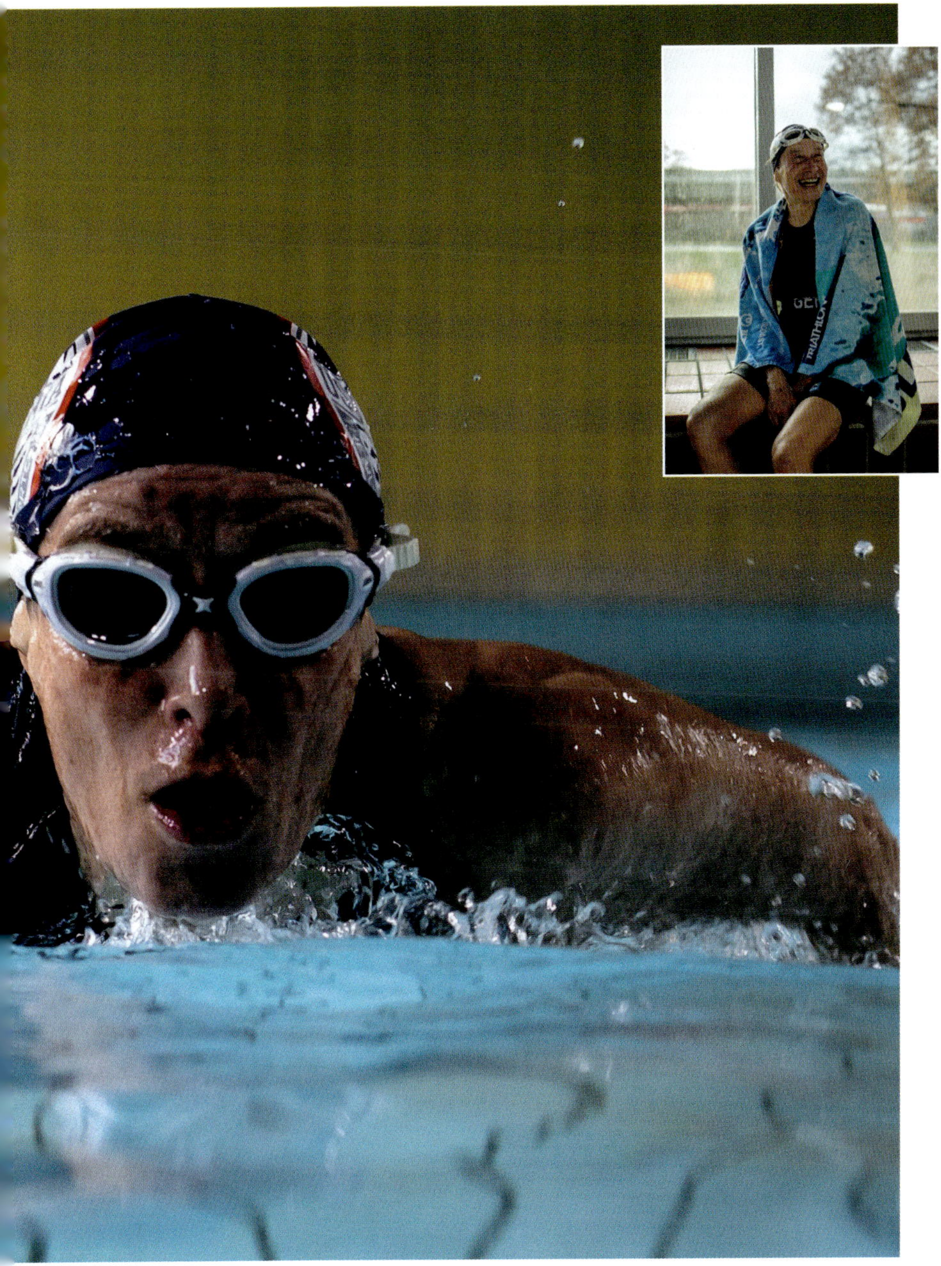

Stettner in einem Hallenbad in Berlin. Sie krault mehrfach in der Woche 2,3 Kilometer und macht hochintensives Intervalltraining, das auch schon mal »bis zur Kotzgrenze« geht. Ein Traum von ihr wäre es, einmal beim Ironman in Hawaii zu finishen. Aber mit einer guten Zeit, wie sie sagt.

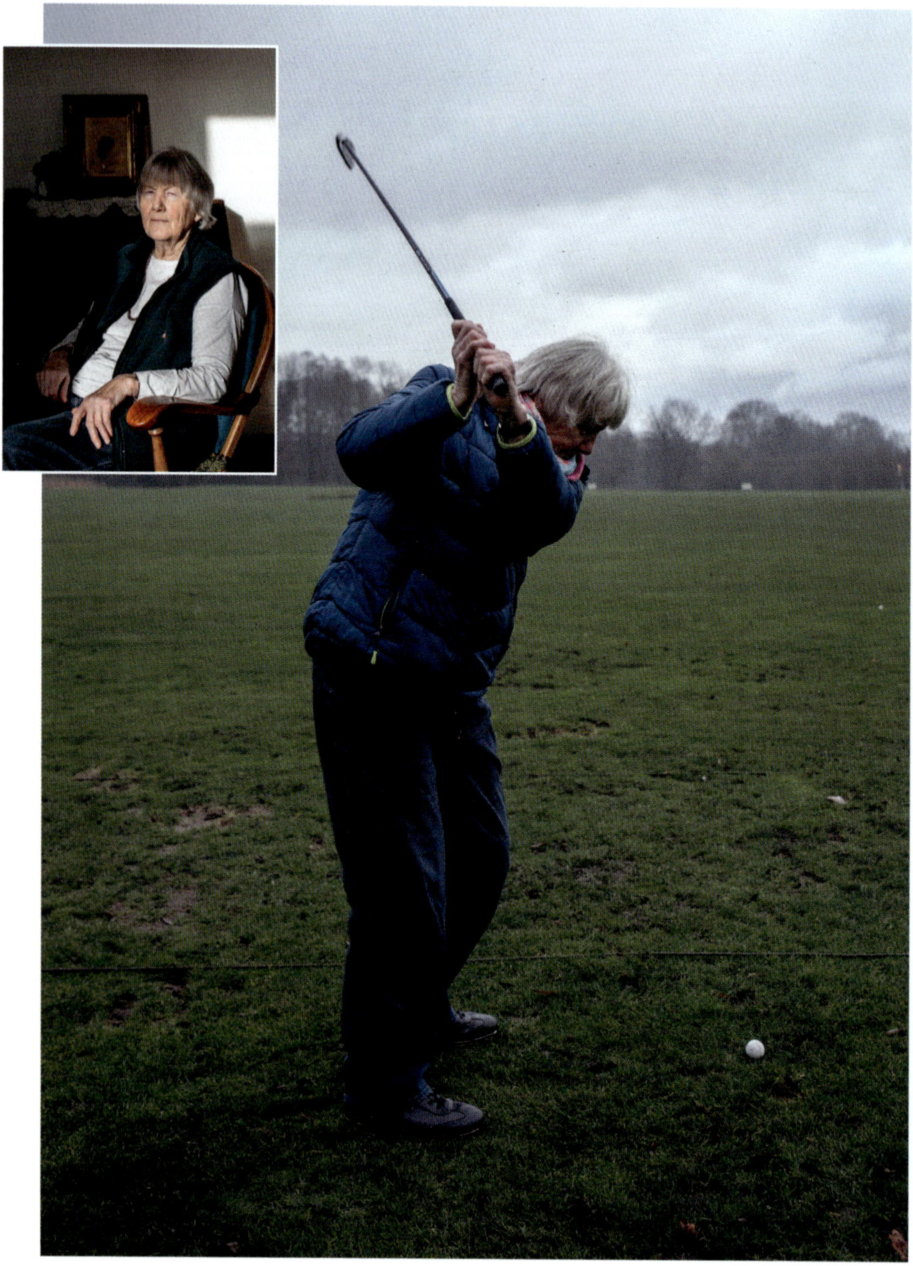

Rosy von Westerholt ist vieles: Weltmeisterin im Kugelstoßen, Golferin, Abenteurerin und Gräfin. Ihre adlige Herkunft merkt man ihr nicht an. In ihrer Wohnung in Westerholt im Kreis Recklinghausen ist sie nur, um sich auf die nächste Reise vorzubereiten (links oben). Beim Golfen kann sie abschalten.

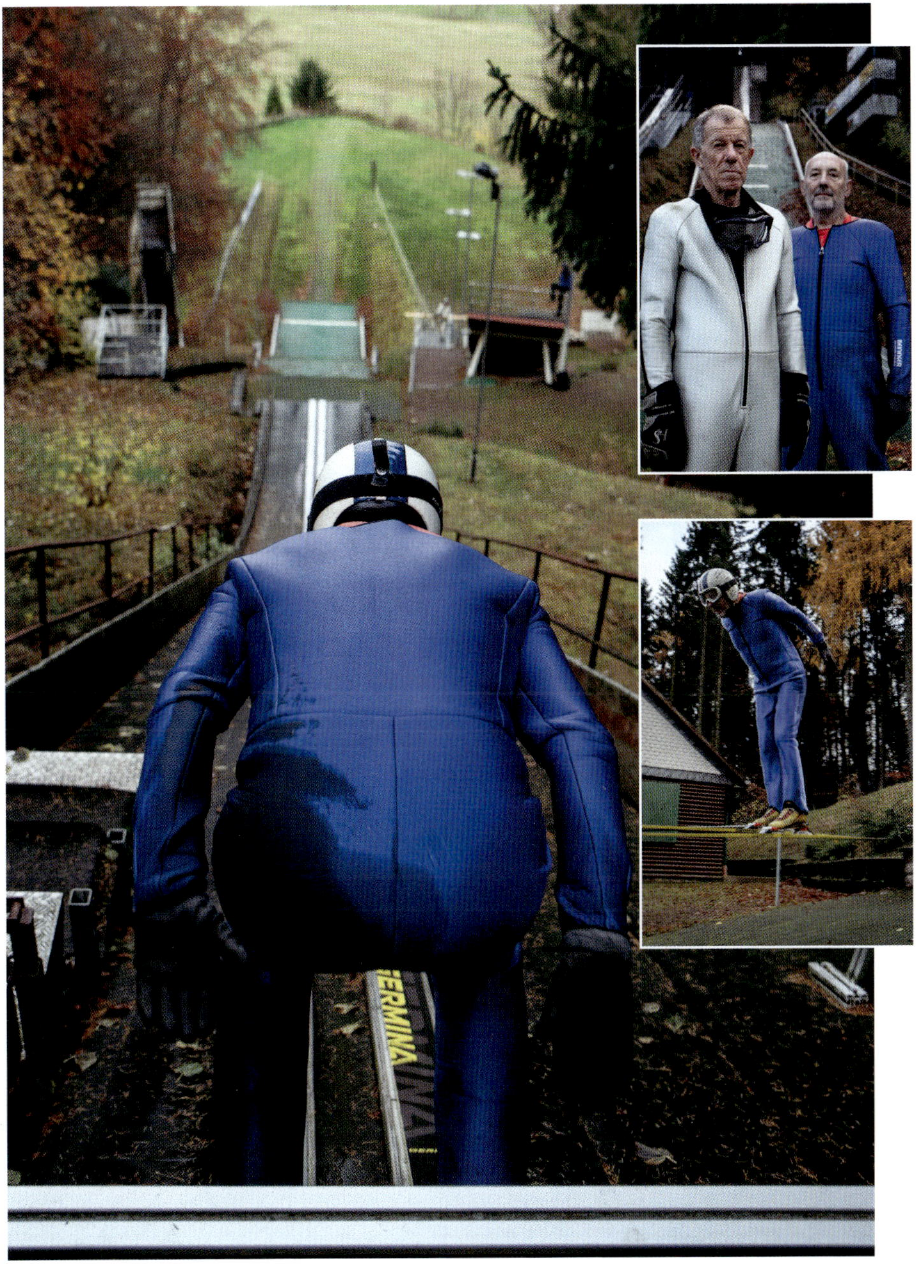

Im 30-Grad-Winkel schießen die Springer auf der Schanze des Tabarzer SV in die Tiefe. Wolfgang Schramm (kleines Bild oben, links) und Walter Gräf (kleines Bild oben, rechts) gelten als Deutschlands älteste Skispringer. Die beiden Mittsiebziger haben erst spät mit dem waghalsigen Sport angefangen.

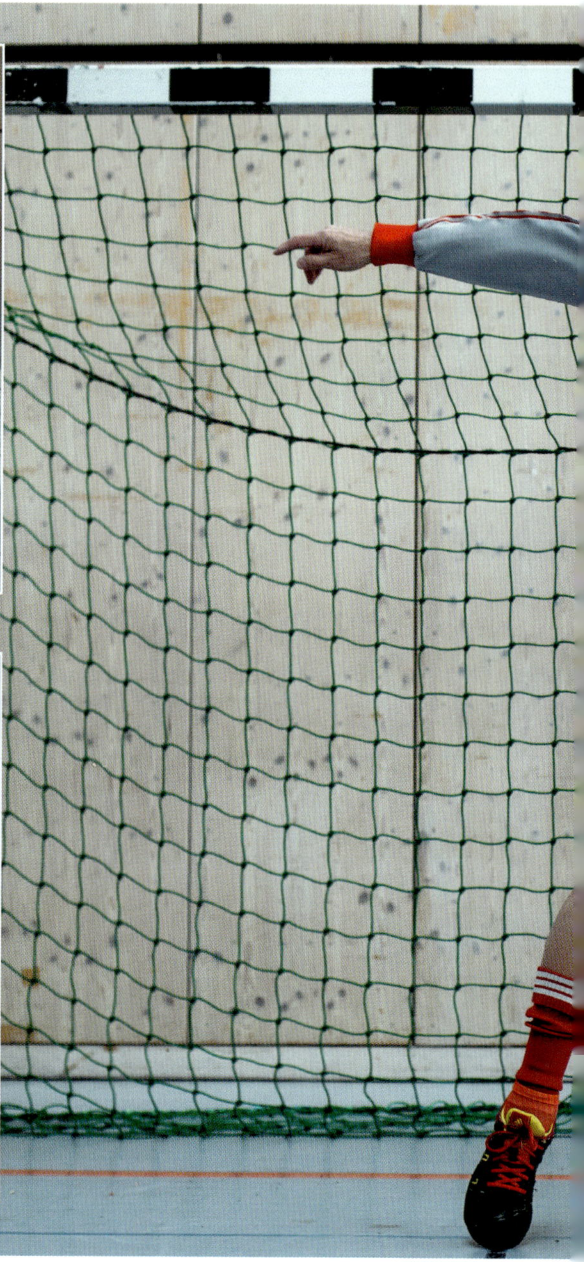

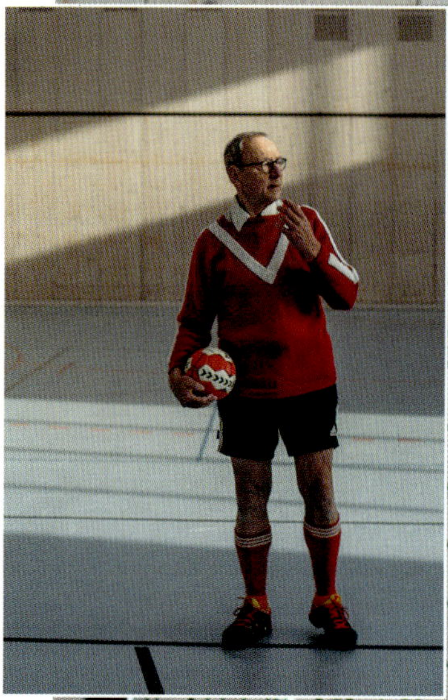

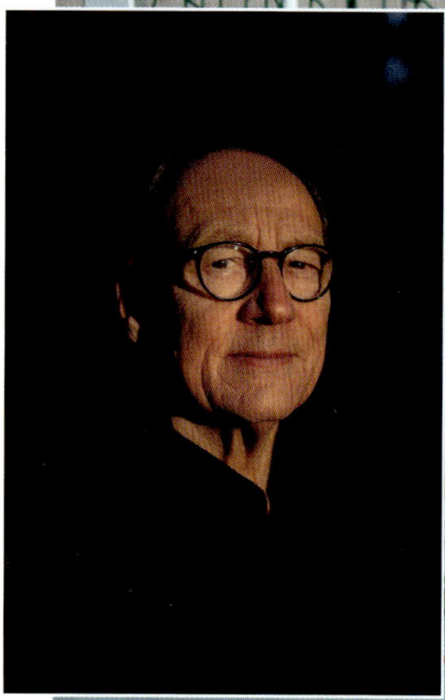

Es ist gar nicht so leicht, das Universaltalent des Gerhard Müller einzuordnen. Der 73-jährige Franke macht von Triathlon über Handball bis Fußball, Leichtathletik und Bowling eigentlich alles, was mit Sport zu tun hat. Er hat überall Erfolg. Beim Handball und Fußball steht er am liebsten im Tor (großes Bild).

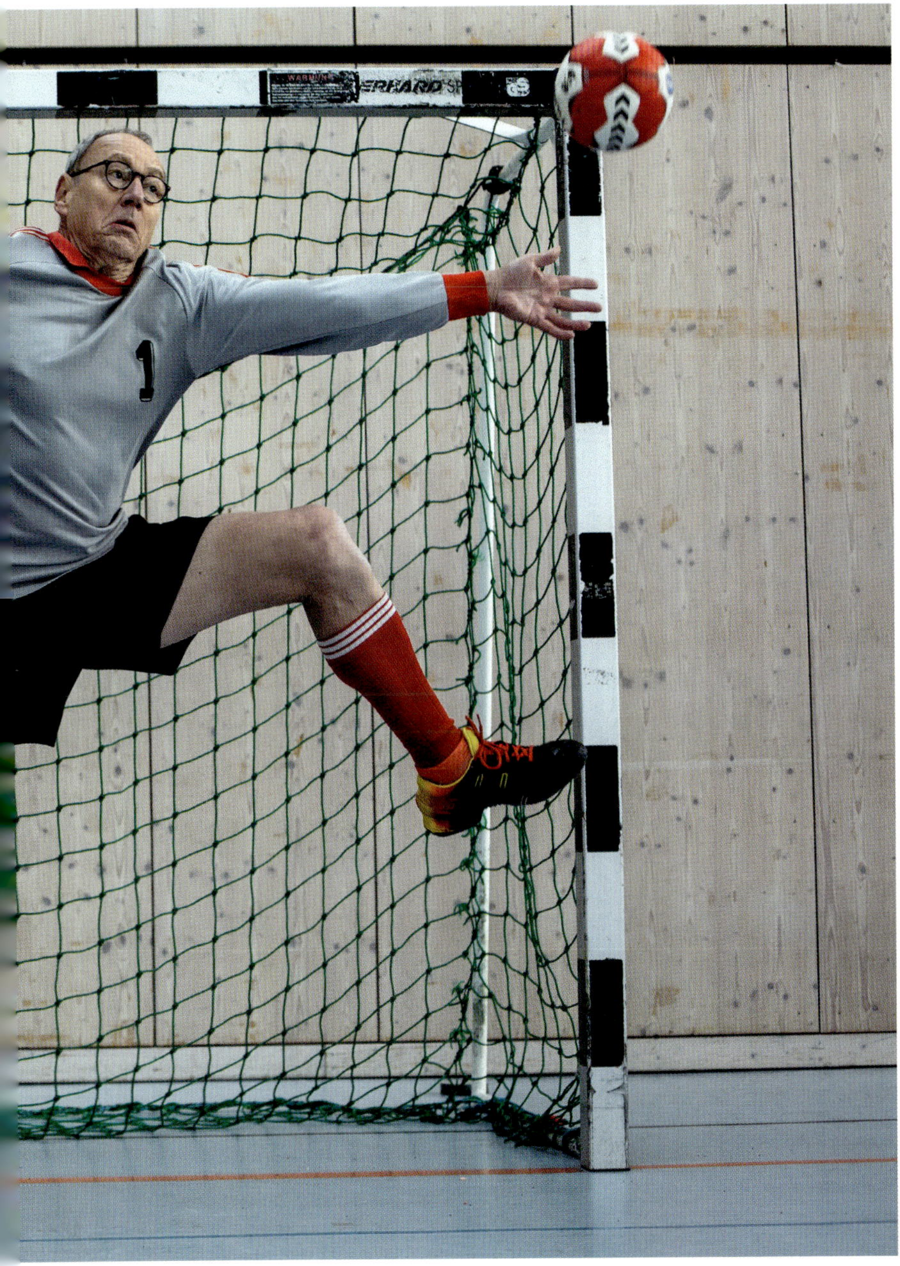

Als Müller jung war, strickte ihm seine Mutter einen roten Pulli. Er trug den Pulli beim Feldhandball mit einem weißen Hemd darunter, und weil die ungewöhnliche Kombination bei den Zuschauerinnen gut ankam, blieb er dabei. Zu besonderen Spielen trägt Müller den Pulli auch heute noch (links oben).

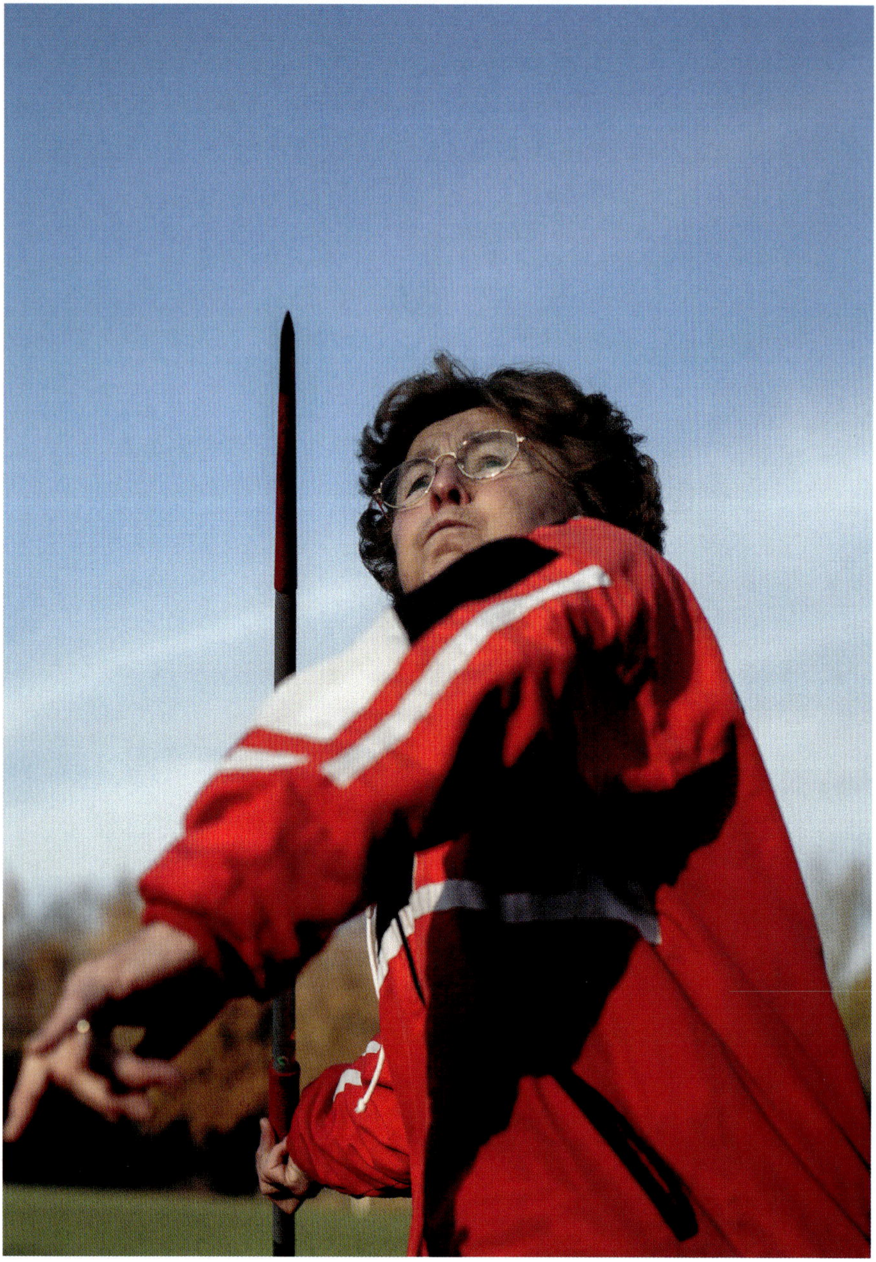

Ingrid Holzknecht ist Wurfspezialistin. Sie hat in verschiedenen Leichtathletikdisziplinen mehr als 230 nationale und internationale Titel geholt. Dass die 79-Jährige, die für die LG Elmshorn startet, nach einem dramatischen Unfall überhaupt wieder auf dem Sportplatz steht, gleicht einem Wunder.

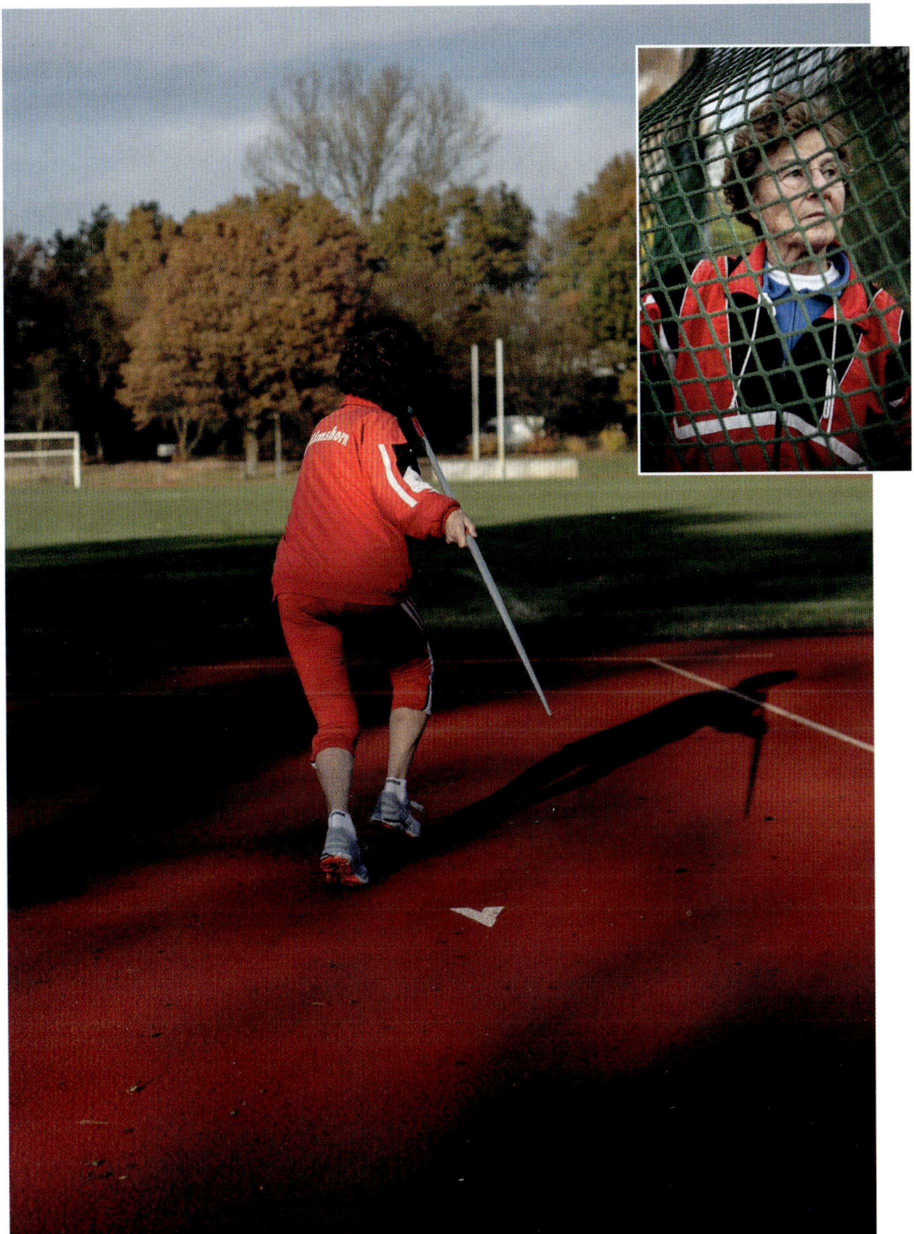

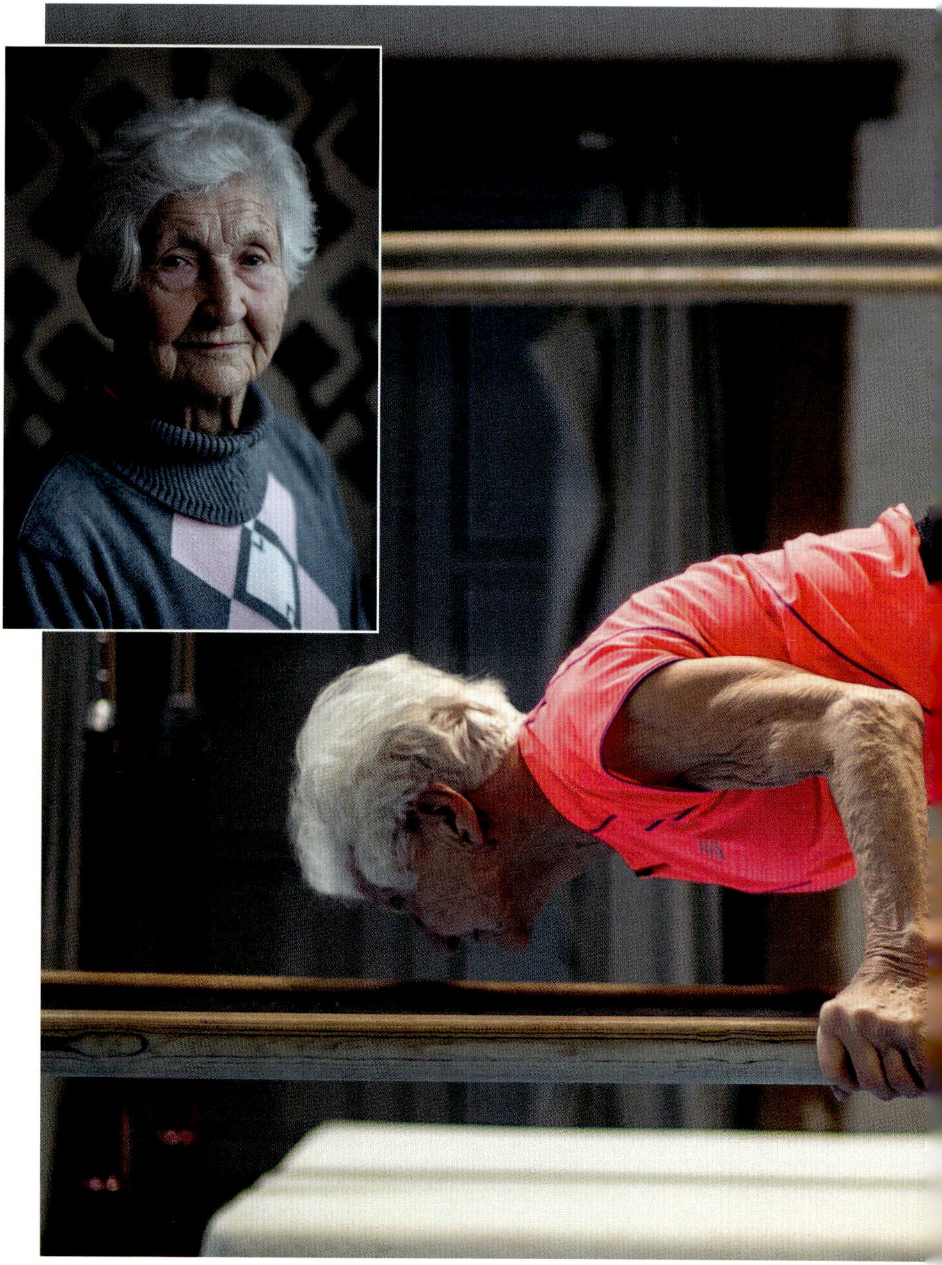

Johanna Quaas war in der DDR bereits eine erfolgreiche Turnerin und Trainerin. Richtig in Gang kam ihre Karriere aber erst 2012, da wurde die damals 86-Jährige über Nacht zum YouTube-Star, einer ihrer Auftritte wurde millionenfach geklickt und Quaas war plötzlich in aller Welt gefragt.

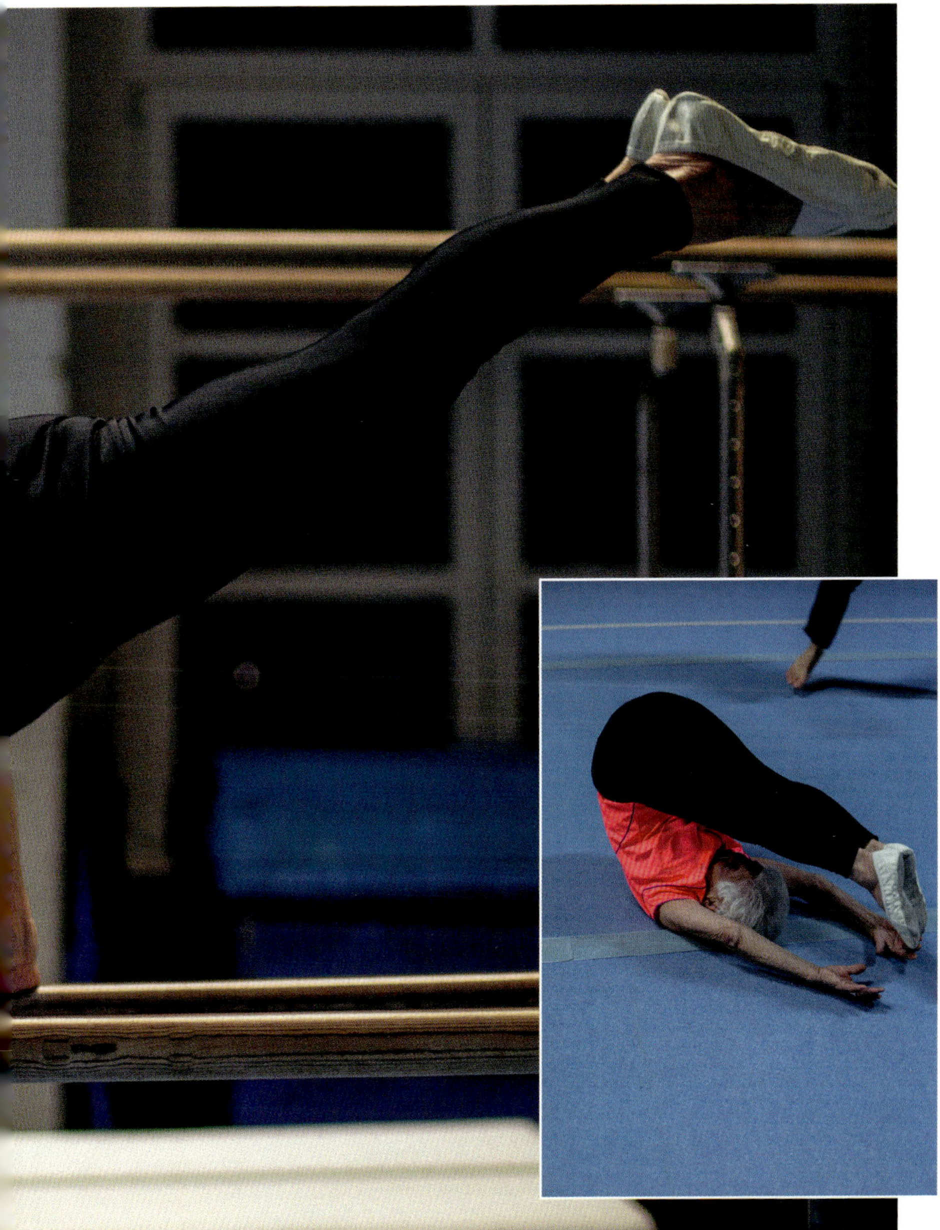

Quaas zeigt an ihrem Lieblingsgerät, dem Parallelbarren, Turnelemente wie Schulterstand, Stützwaage (großes Bild) und auf dem Boden Schwünge. Mit 94 Jahren gilt sie als älteste Wettkampfturnerin der Welt. Ein Superlativ, mit dem sie es sogar ins *Guinness-Buch der Rekorde* schaffte.

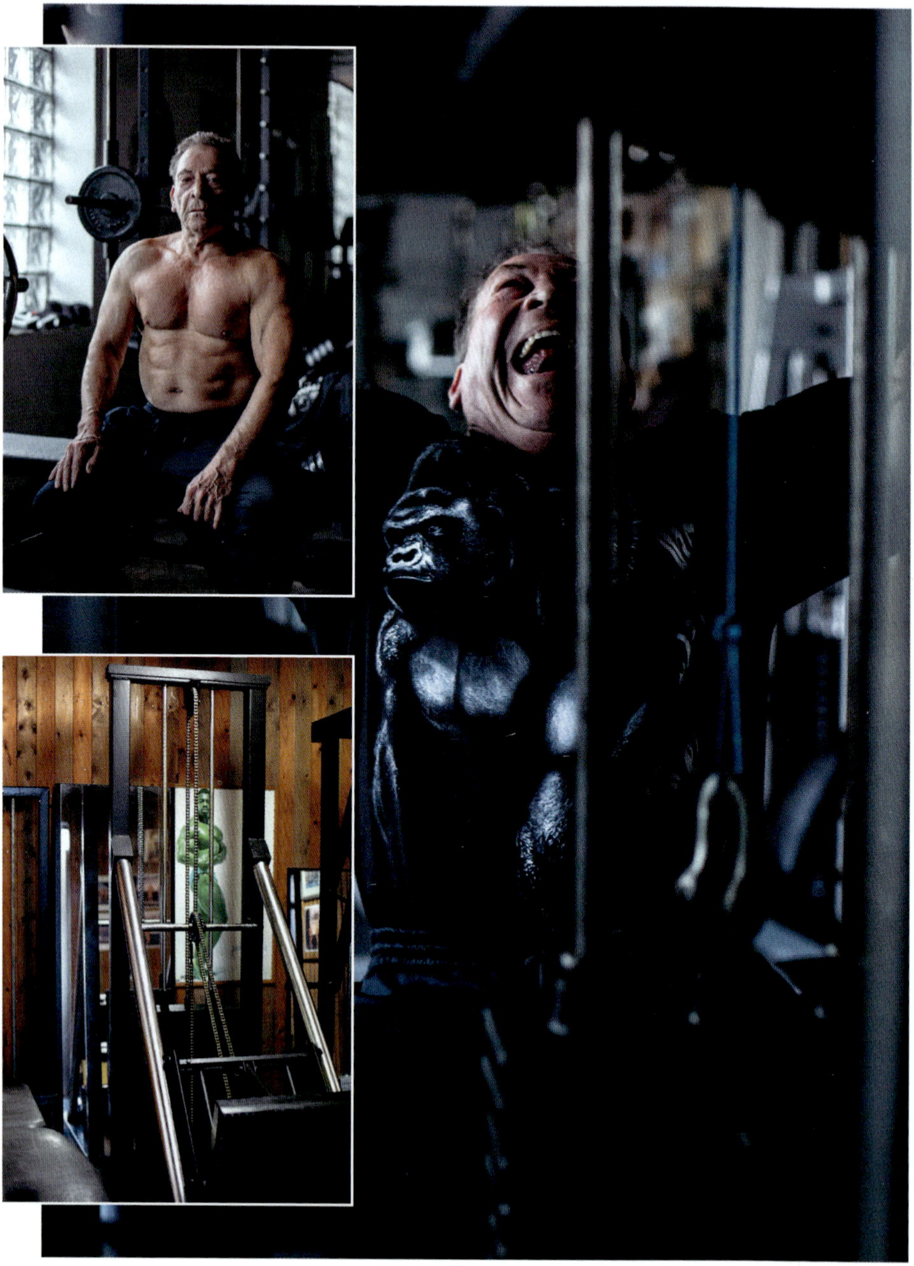

Hans-Willi Neubauer schuftet täglich in seinem Fitnessstudio (großes Bild). Er hat eine spezielle, von ihm selbst entwickelte Trainingsmethode, mit der er sich fit hält, und er will mit 73 Jahren noch Amerika erobern. Dafür trainiert er unter anderem an der Hackenschmidt-Maschine (klein, unten).

Das alles steht in jenem Herbst 1967 natürlich noch in den Sternen. Auf Willi wartet keine Karriere in Hollywood, sondern ein Job als Friedhofsgärtner in Krefeld. Er fährt mit dem VW-Käfer, drei verkaterten Bodybuildern und dem Pokal für den 1. Platz zurück nach Hause, geht montags wieder zur Arbeit und lässt sich die Koteletts schmecken, die seine Frau ihm auf den Tisch stellt.

»Den Arnold hab' ich nie wiedergesehen«, sagt er.

***

Auf der Fensterbank in Willis Fitnessstudio liegt die *FLEX*, ein Rummelheft für Muskelmänner. Auf dem Titel der Juni-Ausgabe 2019 ist Ronnie Coleman abgebildet, achtfacher Mr. Olympia und wie Schwarzenegger eine Bodybuilding-Ikone. Das Bild zeigt Coleman in klassischer Pumper-Pose: Brust raus, Arme auf Spannung, Zähne zeigen. Seine grotesk aufgepumpten Gliedmaßen scheinen jeden Moment zu platzen. Alles an ihm wirkt maßlos übertrieben.

Colemans comicartige Mutation hat ihren Preis. Denn die mehr als erstaunliche Physis des 55-jährigen Amerikaners ist das Ergebnis ultraharten Trainings in Kombination mit jahrelangem Steroidmissbrauch. In der erfolgreichsten Phase seiner Karriere spritzte der Bodybuilder sich die illegalen Wachstumshormone in sämtliche Regionen seines Körpers. Er manipulierte so lange an sich herum, bis sein Bizeps furchterregende 61 Zentimeter groß war – und damit sogar Schwarzeneggers Bizeps um mehrere prestigeträchtige Zentimeter übertraf. Die brachiale – und nebenbei: kostspielige – Ganzkörpertransformation blieb nicht ohne Folgen. In den vergangenen Jahren musste er sich einem Dutzend Operationen unterziehen, inzwischen trägt er künstliche Hüftprothesen und Implantate in der Wirbelsäule. Um die chronischen Schmerzen zu lindern, nimmt er starke Betäubungsmittel ein, unter anderem Opioide. Als das *FLEX*-Magazin das offenbar schon etwas ältere Foto von Coleman im Sommer 2019 auf den Titel hebt, sitzt der 55-Jährige bereits im Rollstuhl. Laufen kann er nur noch an Krücken.

In der Bodybuilding-Szene ist er immer noch ein Held.

***

Willi sagt, er sei hundertprozentig sauber: »Ich wollte mich nicht kaputtmachen. Die Lebenslust war immer größer.«

Er trainiert nach einem komplexen System, das als »Terminator-Methode« bekannt ist. Er hat es allerdings auf seine Bedürfnisse abgeändert. Ein ganzer Trainingszyklus dauert bei ihm einen Monat, die Übungsroutinen wechseln dabei wöchentlich und basieren auf einem raffinierten Zusammenspiel aus Wiederholungen, Atmung und Pausen. Es geht darum, in kurzer Zeit die Muskeln so oft wie möglich mit dem Maximalgewicht zu belasten, dabei so viel Sauerstoff wie nötig aufzunehmen und für totale Erschöpfung zu sorgen. Je größer die Belastung, desto mehr Muskelwachstum. Das Training nach dieser Methode ist nicht jedermanns Sache.

»Ich seh' ja nicht umsonst so aus«, meint Willi.

Mit dieser Methode wurde er Deutscher Seniorenmeister, Vierter bei der Europameisterschaft in Barcelona und schaffte es sogar zur Senioren-Weltmeisterschaft in El Salvador. Mit

70 Jahren reiste er dorthin. »Da ticken die Uhren anders«, sagt Willi. Er erzählt von dem skurrilen Mittelamerika-Trip: »Die Busse hatten überall Einschusslöcher, da brauchteste kein Fenster aufmachen. Da stand vorne und hinten einer mit dem Maschinengewehr drin, und der Bus fuhr mit 100 Sachen durch die Stadt.« Im Korruptionsindex von Transparency International liegt El Salvador auf Rang 105, vor dem Niger und Dschibuti. Das Land leidet unter Gewalt und politischer Instabilität. Warum ausgerechnet dort eine WM stattfindet, ob es eventuell mit dem Dopingkontrollsystem zu tun haben könnte, weiß keiner so genau. Willi auch nicht. Er weiß aber etwas anderes: »Außer mir war bei der Weltmeisterschaft keiner sauber. Aber das darfste keinem sagen, da biste unten durch, das will keiner hören.«

Willi schätzt, dass bei manchen Wettbewerben der überwiegende Teil der Athleten gedopt ist. »Die nehmen ja fast alle etwas.« Es ist in der Tat nicht besonders schwer, in der Bodybuilding-Szene an eine »Kur« zu kommen, also eine mehrwöchige Behandlung mit Hormonpräparaten. Das Gros der aus Osteuropa und Asien angeschwemmten Dopingmittel wird inzwischen im Fitnessstudio um die Ecke konsumiert, um möglichst schnell zur Traumfigur zu kommen. Dabei können die Nebenwirkungen durchaus gravierend sein. Akne, Leberschäden, Depressionen, Herzinfarkt oder Thrombose[1], um nur die prominentesten zu nennen.

»Wennste damit einmal anfängst, biste im Arsch«, sagt Willi.

Bei der WM in El Salvador wurde er Dritter.

***

Sarkopenie ist ein unschönes Wort, es klingt nach Kranksein und Bestattung, und ganz falsch ist das nicht. Denn mit dem Begriff Sarkopenie werden der altersbedingte Schwund von Muskelmasse und Kraft sowie die damit einhergehenden funktionellen Störungen bezeichnet. Eingeschränkte Motorik, Gangunsicherheit und Gebrechlichkeit sind die Folge. Je langsamer jemand geht, desto schneller kommt der Tod. Die Europäische Arbeitsgruppe für Sarkopenie geht weltweit von 50 Millionen Betroffenen aus und rechnet damit, dass diese Zahl innerhalb der nächsten 40 Jahre auf bis zu 200 Millionen steigen wird.

Eine der Ursachen ist die grundlegende Veränderung unserer Arbeitswelt, der Wandel von der industriellen zur digitalen Produktionsweise. Wir arbeiten immer mehr im Sitzen, und der daraus resultierende Bewegungsmangel birgt langfristig immense Risiken für die Gesundheit.

Bei jungen Erwachsenen sind Knochendichte, Muskelmasse und -kraft voll ausgebildet. Sportwissenschaft und Altersforschung gehen jedoch davon aus, dass sich das schon ab dem 30. Lebensjahr ändert. Die Muskeln bauen langsam ab. Bis zum 50. Lebensjahr bleibt der Kraftleistungsverlust in der Regel in einem erträglichen Rahmen (durchschnittlich 5 Prozent pro Jahrzehnt), danach beschleunigt sich die Entwicklung. Ab dem 50. Lebensjahr können die Einbußen im Schnitt 15 Prozent und ab dem 70. Lebensjahr sogar mehr als 30 Prozent betragen.[2] Vor ein paar Jahren hielt die Wissenschaft Sarkopenie noch für ein Phänomen, das ausschließlich Ältere betrifft. Inzwischen ist Sarkopenie als Krankheit anerkannt, die beinahe alle Altersgruppen treffen kann.[3]

Beim normalen Altern werden unsere Muskeln kleiner, schwächer und langsamer. Zum Beispiel verlieren 75-Jährige zwischen 0,5 Prozent und 1 Prozent ihrer Muskelmasse pro Jahr und zwischen 2,5 und 4 Prozent ihrer Kraft. Eine Abnahme der Muskelkraft führt zu einem wesentlich höheren Sturzrisiko und trägt zu einer größeren Anzahl von Sterbefällen bei. Der Alterungsprozess der Muskeln hat letztlich zur Folge, dass man nicht mehr unabhängig leben kann und ins Altersheim muss.

»Wir haben festgestellt, dass der alternde Muskel schlechter auf anabole Stimuli wie Krafttraining, Protein und Hormone wie Testosteron reagiert, man nennt das anabole Resistenz«, sagt der Sportbiologe Henning Wackerhage. Derselbe Reiz hat also im Vergleich von 20-jährigen und 80-jährigen Kraftsportlern bei den älteren einen geringeren Effekt. Krafttraining funktioniert auch im Alter noch, es dauert eben nur länger und erfordert mehr Aufwand, die Muskeln zu stärken.

Interessant ist in diesem Zusammenhang, dass der Mensch offenbar ein mächtiges Werkzeug in der Hand hält, um das Muskelaltern zu beeinflussen: die Epigenese. »Wenn man in jüngeren Jahren schon einmal trainiert hat, tut sich in der Epigenetik etwas«, sagt Wackernagel. »Es gibt Studienbefunde, die darauf hinweisen, dass regelmäßiges Krafttraining Einfluss auf die DNA-Methylierung hat. Das heißt, es kann zu einer chemischen Abänderung an den Grundbausteinen der Erbsubstanz einer Zelle kommen – man nennt dieses Phänomen *muscle memory*, also das Muskelgedächtnis. Der Muskel merkt sich, wenn man ihn trainiert, und er passt sich in der Folge immer schneller an.« Das hieße, der Mensch könnte im Prinzip allein durch seinen Lebensstil die Programmierung seiner Gene beeinflussen und damit eventuelle Risikofaktoren ausschalten oder mindern.

Es gibt verschiedene Tests, mit deren Hilfe sich das Sarkopenie-Risiko bestimmen lässt. Am geläufigsten ist eine Kombination aus Aufsteh- und Balance-Test und einem Test des Gangtempos.[4] Je größer der Verlust der Muskelkraft ist, desto höher ist auch das Sterblichkeitsrisiko. Die Bestimmung des Muskelzustands gilt daher als guter Indikator für die Lebenserwartung und die zu erwartende Lebensqualität im Alter. Um dem fortschreitenden Muskelabbau entgegenzuwirken, sollte der Körper ausreichend bewegt und sollten die Muskeln stimuliert werden. Krafttraining ist dafür am besten geeignet, empfohlen werden mindestens zwei Einheiten pro Woche.[5] Allerdings absolvieren in Deutschland viel zu wenig ältere Menschen regelmäßiges Krafttraining. Lediglich 10 bis 15 Prozent der über 65-Jährigen trainieren zu Hause mit Gewichten oder gehen ins Fitnessstudio.

Von Willi lässt sich das nicht behaupten. Er benutzt seine Hanteln jeden Tag.

***

Nach dem Training lädt Willi noch in sein Wohnzimmer ein. Seine Frau Rosemarie stellt eine Kanne Kaffee auf den Tisch, dann zieht sie einen Stapel Fotos aus der Schublade. Auf allen sind üppig blühende Blumen zu sehen.

Willi (geht die Bilder durch): Gladiolen. Tagetes. Glockenblumen. Dahlien. Sommerazaleen. Nelken. Hier, dat ist Löwenmaul.

Rosemarie (zeigt auf ein Foto): Und da, Fette Henne.

Willi: Dat da sind Malven.

Rosemarie: Und die gelben hier? Was ist das noch mal?

Willi: Sonnenhut oder Rudbeckia. Auf Latein, nä?

(Rosemarie hält ihm ein anderes Foto hin)

Willi: Feinstrahl-Aster

Rosemarie: Und die?

Willi: Flockenblume, die is verwandt mit der Kornblume. Sieht aber ganz anders aus.

Rosemarie: Ach ja. Stimmt.

Willi: Heute is das ja alles weg. Alles verkauft.

Mehr als 50 Jahre lang hatte Willi ein Stück Garten ganz in der Nähe. Das Stück maß 3500 Quadratmeter, so groß wie ein halber Fußballplatz. Dort züchtete Willi die Blumen. Wenn er von den Toten auf dem Friedhof kam, ging er in den Garten zu seinen Blumen, und wenn er im Garten fertig war, ging er ins Fitnessstudio zu seinen Gewichten. Wenn er endlich aus der Mansarde im Hinterhof nach Hause kam, schlief seine Frau meist schon. Das Essen stand trotzdem auf dem Tisch. Natürlich Hausmannskost.

»Schön, nä?«, sagt Willi und zeigt auf ein Foto mit Chrysanthemen, Willis Lieblingsblumen. Sie sind von starkem Wuchs, brauchen aber auch viele Nährstoffe. In der Vase halten sie sich gut und sehen lange hübsch aus. In Japan werden Chrysanthemen verehrt, dort symbolisieren sie Glück und Gesundheit. In Europa stehen sie für Vergänglichkeit und Tod. Chrysanthemen gelten als ideale Friedhofsblumen.

***

Als Willi klein war, half er seinem Vater im Garten immer beim Graben. Davon wuchsen seine Muskeln. Er blieb klein, aber das Graben machte ihn breit und stark. Ein Schulfreund nahm ihn mit zum Sport, erst Gewichtheben, dann Bodybuilding. Willi gefiel das. Nach der Schule machte er eine Ausbildung zum Landschaftsgärtner, anschließend stieg er auf dem Friedhof zum Hauptführer der Beerdigungskolonne auf, mit Dienstwagen und allerhand Leuten, die für ihn arbeiteten.

»Knallhart war dat«, sagt Willi.

War der Boden im Winter gefroren, haben er und seine Leute das Hemd ausgezogen und den Boden mit der Spitzhacke bearbeitet. Einen Kompressor gab es nicht, Bagger auch nicht, der kam erst später. Es wurde dann so lange gehackt, bis die Oma zum Vorschein kam. Die Sache war nämlich die: Zog jemand von Krefeld weg, zum Beispiel nach Düsseldorf, dann wollte man die tote Großmutter natürlich mitnehmen. Das ging damals noch. Also wurde die Oma ausgegraben und kam nach Düsseldorf auf den Friedhof. Lag die Oma aber noch nicht so lange dort, trat beim Graben irgendwann der Geruch hervor, süßlich und ekelhaft. Die jungen Gärtner mussten sich mitunter am Grab übergeben oder liefen einfach weg. Einige haben geweint wie ein Kind; die sind am nächsten Tag nicht mehr zur Arbeit gekommen. Und an den anderen Tagen auch nicht mehr.

»Das is ja nicht wie im Horrorfilm«, sagt Willi. »Nee, nee. Das is viel schlimmer.«

Nach der Arbeit auf dem Friedhof ging Willi zu seinen Blumen in den Garten. Da roch es besser, und dort konnte er graben, zweimal im Jahr die ganze Fläche, Scholle für Scholle. Vom vielen Graben wurden die Spaten kleiner, und wenn das

Blatt nur noch die Hälfte war, hat er den Spaten weggeworfen. Er musste viele Spaten wegwerfen. Im Garten machte er auch Bodybuilding. Dafür hatte er extra Gewichte aus Beton gegossen, mit einem Loch in der Mitte, da kam die Eisenstange durch. Prallte die Stange zu fest auf dem Boden auf, gingen die Betonscheiben kaputt, dann goss er wieder neue. Dort stand er dann mit der Hantel über dem Kopf, um ihn herum die Gladiolen, Malven, Azaleen und Sonnenhüte.

Die Blumen verkauften seine Frau und er auf dem Wochenmarkt, jeden Samstag. Schließlich verkaufte Willi den Garten. Den Stand auf dem Markt hat nun ein anderer.

Willi: Mensch, wo ist die Zeit geblieben.

Rosemarie: Schön war das alles. Ist halt die Vergangenheit.

Willi: Die Zeiten ändern sich.

Rosemarie: Traurig, aber ist nun mal so.

***

Ohne Friedhof und ohne Garten hat Willi noch einmal neu angefangen. Seit er in Rente ist, startet er beim Bodybuilding durch. Außerdem fährt er jetzt fünfmal im Jahr in Urlaub, dort trainiert er natürlich auch. Wenn er irgendwo ist, in Griechenland, in Spanien, egal wo, geht er erst mal ins Fitnessstudio und stellt sich vor. »Hallo, Willi mein Name. Dritter bei der WM in El Salvador.« So lernt er immer gleich die Menschen kennen.

»Is doch toll, nä?«

Irgendwann, sagt er, will er noch einmal zu einem großen Wettbewerb. Sich zeigen, gut aussehen, aufs Podium. Vielleicht in Amerika. »Kann alles noch kommen.« Den Ehrgeiz hat er. Er glaubt, dass er mit 73 Jahren noch Muskelmasse zulegen kann, nicht viel, aber ein bisschen. Dafür braucht er kein Maßband und keine Waage. Er sieht das im Spiegel. Er muss sich nur in Pose werfen.

»Sieht doch noch top aus, oder?«

Dann setzt Willi sich in seinem Fitnessstudio an die Hackenschmidt-Maschine und drückt mit den Beinen zehnmal 100 Kilo. Dann noch einmal. Und noch einmal.

An der Wand gegenüber grinst Arnold Schwarzenegger.

FREIHEIT

»Lieber einmal sehen, als zweitausendmal hören.«

CHINESISCHES SPRICHWORT

Juckeln. Fantastisches Wort. Abenteurertätigkeitswort. »Ich bin ja in letzter Zeit wieder ziemlich viel rumgejuckelt«, sagt Rosy von Westerholt. Kann man so sagen. Uganda, Indien, Jordanien, Neuseeland, Japan, Finnland, Jemen, das sind nur einige ihrer Stationen. Die 81-Jährige ist ständig unterwegs, was es relativ schwermacht, sie zu treffen. Wenn man sie dann einmal erwischt, steht immer schon die nächste Reise an.

In den vergangenen Monaten war sie Langlaufen in Österreich, Wandern auf den Kanaren, dann zur Basenkur am Bodensee, Schluchtengucken auf Kreta, Bummeln in Lissabon, Tourengehen auf Madeira und zwischendrin noch bei der Leichtathletik-WM in Polen. Lange Flugreisen macht sie eigentlich nicht mehr so gern, aber den Trip in den südlichen Kaukasus hat sie trotzdem gebucht. »Wer weiß, wann man da noch mal hinkommt?«

Ihre Rastlosigkeit verblüfft, und sie steht in Kontrast zu ihrem gravitätischen Wesen. Von Westerholt beherrscht die Kunst des Flanierens; in homöopathischem Tempo, die Hände auf dem Rücken, streift sie durch die Gegend. Sie sagt dann auch gerne mal: nichts. Überhaupt scheint diese Dame völlig in sich zu ruhen. Aber da ist noch etwas anderes, schwer zu Benennendes. Eine seltsame Unwucht, eine tektonische Kraft, die an ihr zerrt. Etwas, das ab und zu ausbricht, unvermittelt und mit großer Wucht, vorzugsweise beim Sport.

Zu den Deutschen Leichtathletik-Meisterschaften der Senioren im Sommer 2019 reist von Westerholt mit Schmerzen in der Schulter an. Gleich der erste Wurf auf der Sportanlage in Leinefelde-Worbis misslingt ihr. Sie hockt sich auf eine Bank am Rand des Platzes und hadert mit den Schmerzen. Sie macht dennoch weiter. Aber auch die nächsten Versuche scheitern, sie liegt abgeschlagen zurück. »Wenn ich im Wettkampf bin, meine ich, ich muss immer alles ganz doll machen«, sagt sie. »Es wäre besser gewesen, wenn ich einfach aufgehört hätte.«

Sie kann aber nicht aufhören. Sie macht weiter und ärgert sich. »Scheiße!«, ruft sie. So laut, dass jeder es hört. Juckt sie nicht. »Dann gucken die Leute zwar, aber ich sach' denen dann: ›Das muss doch raus‹.« Für sie ist das eine Selbstverständlichkeit. Die Dinge müssen raus. So wie sie selbst raus musste. Damals.

***

Im Sommer 1963 packt von Westerholt ihren Koffer und ist weg. Von jetzt auf gleich. Sie hält es in Deutschland nicht mehr aus.

Sie verkauft ihren Citroen 2CV, besorgt sich ein Ticket nach Übersee und schifft sich im Hafen von Marseille ein. Auf einem Schiff der Messageries-Maritimes-Flotte, die damals noch im Taktverkehr die Fernostrouten bedient, nimmt sie Kurs auf Tokio, dort sollen im Jahr darauf die Olympischen Sommerspiele stattfinden. Aber um die Spiele geht es ihr nicht. Sie will nur möglichst weit weg. »Mir war das einfach zu eng, die Familie und alles. Ich musste ausbrechen.«

Ihr erster Stopp wird Indien, wo sie wirklich ins Staunen kommt. Obwohl sie allein ist, dazu noch als Frau, nehmen die Menschen sie überschwänglich in Empfang, öffnen ihr die Türen. Sie ist begeistert. Nach vier Wochen geht sie an Bord des nächsten Schiffes, das sie nach Japan bringt. Einen Monat lang juckelt sie kreuz und quer über die Insel, besucht Tokio, Kobe, Osaka, Hiroshima und Nagasaki. Über Okinawa geht es weiter nach Taiwan und anschließend in die britische Kronkolonie Hongkong. Dort kommt sie bei einem Ausflug ins Hinterland an einem unscheinbaren Fischerdorf vorbei, das damals nicht mehr als 3000 Einwohner zählt. Das Dorf heißt Shenzhen. 50 Jahre später ist Shenzhen zu einer der größten Städte der Welt mit mehr als 13 Millionen Menschen angewachsen. In Lichtgeschwindigkeit hat sich der kleine Flecken zum wirtschaftlichen Riesen entwickelt. Und mit ihm das ganze Land.

Auf dem Weg von Hongkong nach Indonesien erfährt sie, dass in dem südostasiatischen Land ein Massaker stattfindet. Nach dem Putsch des Militärs lässt General Suharto Hunderttausende Kommunisten, Oppositionelle und die Minderheit der Chinesen verfolgen. Von Westerholt entscheidet sich, auf den Philippinen haltzumachen. Aus dem kurzen Zwischenstopp werden schließlich drei Jahre. Drei Jahre, die ihr Leben umkrempeln und aus ihr einen neuen Menschen machen. »Ich war ein richtiger Aussteiger damals, ich brauchte den Asienaufenthalt, um anders zu werden, um mehr aus mir rauszuholen. Dadurch bin ich total offen geworden für das Leben.«

Am Goethe-Institut in Manila nimmt sie eine Stelle in der Bibliothek an, auf einer philippinischen Insel hilft sie anschließend beim Aufbau einer Marmorschneidemaschine, die ein umtriebiger deutscher Geschäftsmann importiert hat. Zurück in Manila verdingt sie sich als Fremdenführerin, nimmt die Touristen mit zu traditionellen Hahnenkämpfen. Zwischendurch verdient sie Geld auf einer Kokosnussplantage und begleitet die philippinische Basketball-Nationalmannschaft der Damen zu Länderspielen. Sie trainiert mit den Basketballerinnen, und die merken bald, wie gut die Deutsche mit dem Ball umgehen kann.

Von Westerholt genießt diese Zeit. Sie ist der Enge des Westerholter Kosmos entkommen, und je größer die Distanz zu Deutschland wird, desto mehr begreift sie, dass sie erst in der Fremde zu sich findet und ihre Schüchternheit verschwindet. Und dass da diese ungeheure Kraft in ihr steckt. Die muss sie nur herauslassen.

»Diese drei Jahre waren für mich wie eine Psychotherapie.«

***

Fragt man ihre Bekannten, wie sie so ist, fällt immer ein Wort: bodenständig. Es fällt vermutlich deswegen, weil von Westerholt einem uralten westfälischen Adelsgeschlecht entstammt, derer von Westerholt, urkundlich erstmals erwähnt im 13. Jahrhundert. Einer ihrer Urahnen war der Ritter Buchard de Westerholte, Heerführer unter Kaiser Karl V., ein Edelmann mit Blechrüstung und Gottes Segen. Mit vollständigem Namen heißt sie Rose Marie Bertha Gräfin von und zu Westerholt-Gysenberg. Einen Teil ihrer Kindheit verbrachte sie im Schloss der Familie, mit Kinderfrauen, Köchinnen, Dienstmägden, Stallknechten und allem, was dazugehört. Ein hochherrschaftliches Schlaraffenland.

Etepetete ist sie trotzdem nicht, keine Spur von elitärem Dünkel. Stattdessen kann sie sich richtig schön in Rage reden, Aufreger gibt es schließlich genug: mutlose Politiker, fehlende Gleichberechtigung, industrielle Tierhaltung oder systematisches Doping, solche Sachen treiben ihren Puls in die Höhe. »Nee, da hab' ich keinen Bock drauf«, sagt sie dann, oder: »Lass mich in Ruhe mit so 'nem Shit.«

Auch äußerlich pflegt die Gräfin eine lässige Distanz zum Milieu ihrer Herkunft. Ihre Kleidung ist zweckmäßig, die Frisur auch, sie trägt keinen Siegelring am Finger und keine Perlen um den Hals. Ihre Wäsche trocknet sie auf einem Ständer im Wohnzimmer, zwischen bunten Stapeln von Büchern, Magazinen und Reiseführern. Sie kümmert sich nicht darum, was »man« so macht. Und mit »Gräfin« muss sie auch niemand ansprechen, Rosy genügt. Meiner Bitte nach einer Führung durch das Familienschloss kommt sie nach, in allzu große Euphorie bricht sie dabei aber nicht aus.

»Joa, gut«, sagt sie, »dann zeig' ich dir das mal.«

***

Der Weg zum Schloss führt über eine steinerne Freitreppe. Sechs Stufen, dann steht man vor einem imposanten, dreitürigen Portal. Die Geschichte des Schlosses in der Nähe von Recklinghausen reicht bis ins 14. Jahrhundert zurück, in die Zeit der Kriege und Seuchen, der sozialen Verwerfungen, aber auch des künstlerischen und wissenschaftlichen Fortschritts und der ersten, zarten Knospen der Renaissance. Ihr aktuelles Aussehen bekam die Anlage im 19. Jahrhundert, damals wurde die klassizistische Schaufassade mit den vier korinthischen Säulen nebst Blattkapitellen und dem Schmuckgiebel im Louis-quinze-Stil errichtet.

Von Westerholt öffnet wortlos die Tür.

Durch die mit schweren Eichenböden ausgestattete Eingangshalle geht es in ein Treppenhaus mit breiter Wendeltreppe und meterhohen Ölgemälden. In der ersten Etage hängen mittelformatige Porträts an den Wänden – die Ahnengalerie derer von Westerholt. Bis zu ihrem dritten Lebensjahr lebte Rosy mit den Eltern und drei Geschwistern im Hauptgebäude, 1942 zog die Familie in die Nähe von Berlin, floh dort später vor dem Einmarsch der Roten Armee und zog nach Kriegsende ins Försterhaus im rückwärtigen Teil des Schlossgeländes. Inzwischen hatten die Alliierten das Schloss besetzt, britische Soldaten hatten sich einquartiert. Später zogen Nonnen ein und schließlich die Jungbergleute von den umliegenden Zechen. Von Westerholt erinnert sich nur noch schwach daran, wie sie mit den Geschwistern zwischen den Bediensteten herumwuselte, über die langen Gänge huschte und im holzvertäfelten Rittersaal unter den mächtigen Kassettendecken spielte. Und wie sie in den Gräften, den mit Wasser gefüllten Gräben, die sich rund um das Schloss erstrecken, schwimmen lernte. »Da sind wir im Sommer immer reingehüpft.«

An einem der hohen Fenster stehend zeigt sie auf eine Natursteinmauer am Rand des Schlossparks. Ein etwa 3 Meter breiter, glatt verputzter Teil der Mauer sticht heraus. »Da haben wir immer Tennis drauf gespielt.« Tennis wird eine ihrer Lieblingssportarten, davon gibt es bei ihr viele. In der Schule wollen die Klassenkameraden sie beim Brennball im Team haben. »Ich hab' den Ball gern mal übers nächste Haus drübergekloppt.« Außerdem spielt sie Handball, Volleyball und Basketball; überall kann sie sich auszeichnen.

»Alles, was man mit Bällen spielen kann. Damit kann ich etwas anfangen.«

***

In ihrem Wohnzimmer steht ein kleiner Bilderrahmen im Bücherregal. Darin steckt eine alte, fast verblichene Schwarz-Weiß-Aufnahme, sie zeigt vier Jungen in Matrosenanzügen. Alle vier tragen die gleiche Frisur: mittellange Haare, akkurat gebürstet. »Der da rechts, das ist mein Vater«, sagt von Westerholt. Wie der Vater so war? »Ein Haudegen. Hart zu sich und auch hart zu anderen.«

Egon von Westerholt dient während des Zweiten Weltkriegs als Flakhelfer. Es dauert Jahre, ehe ihn die Alliierten entnazifizieren. Mitte der Sechziger sorgt er deutschlandweit für Aufsehen, als er auf einem riesigen Waldgrundstück hinter dem Schloss ein Gehege für Löwen und Tiger einrichten will – ein Safaripark mitten im Ruhrgebiet.

Die Lokalpolitik hält ihn für verrückt. Doch von Westerholt setzt sich durch und der Park wird ein Riesenerfolg. Mit Publicity-wirksamen Tiertaufen, für die er Prominente wie Max Schmeling oder Willy Millowitsch gewinnt, werden Hunderttausende Besucher angezogen. Noch wichtiger als der kommerzielle Erfolg des Parks ist jedoch für »Löwen-Egon«, wie ihn die Lokalpresse jetzt nennt, etwas anderes: Die geplante Umgehungsstraße, die durch das Waldstück führen sollte, kann er mithilfe der Raubtiere verhindern. Die Kommune knickt ein, und nur darum geht es ihm. Der alte Haudegen.

Die Eltern trennen sich, als Rosy von Westerholt sieben Jahre alt ist. Sie wächst beim Vater auf, ihre Mutter beginnt ein neues Leben. »Die beiden passten einfach nicht zusammen«, sagt von Westerholt. Der Vater treibt sie an, fordert sie heraus. Auch beim Sport. Mit vierzig ärgert sie sich, weil sie im Weitsprung nicht über die 5-Meter-Marke kommt. Der Vater piesackt sie deswegen. Also wetten die beiden um zehn Flaschen Sekt, dass sie die Marke noch im selben Jahr überspringt. In den darauffolgenden Monaten lässt sie kein Leichtathletikfest aus, klappert jede Sprunggrube ab. Im Oktober, beim letzten Freiluftwettbewerb der Saison, schafft sie es schließlich: 5,01 Meter. Die Sektkorken knallen.

Als sie fünfzig wird, hängt sie die Teamsportarten an den Nagel und beginnt mit dem Golfspiel. »Das ist so mein Seniorensport«, sagt sie. »Golf ist schwerer, als es aussieht.« Nur mit der Leichtathletik hört sie nicht auf. Darauf kann sie auch im Alter nicht verzichten. »Ohne Sport geht gar nicht«, konstatiert sie. »Ich will ja nicht irgendwann mit dem Rollator rumlaufen. Oder im Sessel sitzen und auf den Tod warten.«

***

In der polnischen Stadt Torun findet im Frühjahr 2019 die Hallen-Leichtathletik-WM der Senioren statt. An einem Donnerstagmorgen steht der Wettkampf der Klasse W80 im Kugelstoßen an.

Von Westerholts Vorbereitung war gut. Wie immer im Winter hat sie ihr Programm aus Radfahren, Kraft- und Wurftraining abgespult und im Frühjahr schon einige ordentliche Würfe hingelegt. Bei den NRW-Hallenmeisterschaften im Januar 2019 sicherte sie sich mit 8,28 Metern den Titel. Aber da hatte die Saison gerade erst begonnen und sie war ganz allein am Start. Die Konkurrenz war noch im Winterschlaf. Über mangelnde Rivalinnen kann sie sich bei der WM nicht beklagen.

Der Wettbewerb: In Torun misst von Westerholt sich mit den besten Kugelstoßerinnen der Welt. Eine davon heißt Tserendolgor Tumurbat, kommt aus der Mongolei und hat ihre persönliche Bestleistung mit etwas mehr als 9 Metern angegeben. »Da wusste ich schon, auf die Mongolin muss ich aufpassen«, erzählt von Westerholt von diesem Morgen. Sie hat noch nie über 9 Meter geworfen. Auf dem Papier hat sie also keine Chance.

Erster Versuch: Tumurbats erster Versuch landet knapp über 8 Meter. Eine kleine Überraschung. Das muss aber noch nichts heißen. Der erste Versuch dient den Athleten oft dazu, in den Rhythmus zu finden, ein Gefühl für die Anlage zu bekommen. Das gelingt von Westerholt deutlich besser. Sie stößt die 2 Kilogramm schwere Stahlkugel auf 8,16 Meter. Fühlt sich gut an. Denkt sie.

Zweiter, dritter und vierter Versuch: Den zweiten Versuch vermasselt von Westerholt dann komplett, auch im dritten enttäuscht sie. Plötzlich kommt sie nur noch auf 7,79 Meter. Sie tobt innerlich. »Dann kam bei mir der Ehrgeiz. Ich bin ja ein Wettkampftyp.« Im vierten Durchgang läuft es dann wieder: 8,24 Meter. Unterdessen reißt der Rest des Feldes ab, die Schwedinnen und auch die Polinnen schaffen nicht einmal 7 Meter. Der Kampf um Gold wird somit zum Duell zwischen von Westerholt und Tumurbat.

Die Mongolin steigert sich im zweiten Durchgang zunächst auf 8,25 Meter, lässt dann aber stark nach und unterbietet ihre persönliche Bestweite mit 8,02 Metern im dritten und 8 Metern im vierten zweimal deutlich. »Da hab' ich gemerkt, die hat heute nich' ihren besten Tach«, sagt von Westerholt. »Also hab' ich mir gesagt: Jetzt hauste einen raus!«

Und das tut sie dann auch.

Fünfter Versuch: Von Westerholt legt ihre ganze Konzentration in diesen Versuch. Da ist wieder diese Kraft, die in ihr schlummert. Sie wuchtet die Kugel mit einer sauberen, dynamischen Bewegung in die Luft. Bei 8,49 Metern kommt die Kugel wieder herunter. Bestweite. Mehr als 20 Zentimeter weiter als die bisher Führende. Tumurbat ist baff. Sie schafft nur magere 8,18 Meter. Jetzt bleibt ihr nur noch ein Wurf, der sechste. Die letzte Chance auf Gold.

Sechster Versuch: Im letzten Durchgang stößt von Westerholt nochmals 8,41 Meter und bestätigt ihre gute Form. Der Druck lastet jetzt auf der Mongolin. Sie versucht es mit der Brechstange, mit einem Schrei katapultiert sie die Kugel aus dem Ring und kommt dabei einen Moment zu früh aus der Schulter. Die Kugel fliegt weit, aber aus dem Sektor heraus. Der Kampfrichter hebt die rote Fahne. Tumurbat schaut ungläubig. Ihr Versuch ist ungültig. Gold ist weg. Von Westerholt hat den Wettbewerb gewonnen. In der Halle in Torun ist es jetzt kurz vor zehn Uhr am Morgen.

Die Hymne: Bei der Siegerehrung klettert von Westerholt ganz nach oben auf das Podium und freut sich über die Goldmedaille. Als aus den Lautsprechern das Deutschlandlied dröhnt, schmettert von Westerholt die Hymne mit. Sie ist jetzt Weltmeisterin im Kugelstoßen, fühlt sich gut an. Dabei legt sie auf Titel eigentlich gar keinen Wert. »Ich meine nicht, dass ich etwas Besonderes bin. Es macht halt einfach nur Spaß, etwas zu gewinnen.«

***

Ihr Erfolgsrezept ist im Grunde ganz einfach. Es besteht aus einer Mischung aus regelmäßigem Ausdauersport und Krafttraining. »Was wir tun müssen, wenn wir uns ein Leben lang wohlfühlen wollen: Krafttraining und Ausdauer«, erklärt sie. Außerdem hat sie ihre Ernährung auf einen alternativen Speiseplan umgestellt, von traditionellen Essgewohnheiten hält sie wenig. »Ich verstehe absolut nicht, dass immer noch viele Männer nach Hause kommen und ein Schnitzel auf dem Tisch haben wollen. Frauen sind da schon weiter.« Fleisch isst sie wenig, auf Kuhmilch verzichtet sie ganz. Statt Butter nimmt sie Ghee. Ansonsten stehen auf ihrem Speiseplan viel Obst, Gemüse, Nüsse, Leinöl und ayurvedische Gewürze wie Kardamom und Kurkuma.

Um die Prozesse des Alterns zu verlangsamen, steht dem Menschen ein recht großer Werkzeugkasten zur Verfügung. Die Ernährung ist darin der Kombischlüssel, eine Art Allzweckwaffe gegen das Altern. Vor allem das Phänomen des Entzündungsalterns[1] lässt sich durch die Ernährung beeinflussen. Der Begriff beschreibt die Tatsache, dass das Immunsystem älterer Menschen mit der Zeit immer mehr entzündungsfördernde Botenstoffe freisetzt, sogenannte Zytokine. Dadurch werden typische Alterskrankheiten wie Demenz, Arteriosklerose, Krebs, Arthritis, Osteoporose oder Diabetes mellitus gefördert. Neuere Studien legen nahe, dass die Epigenese der Zellen mithilfe der Ernährung positiv manipuliert werden kann. Die Epigenese ist dafür verantwortlich, wie unser Stoffwechsel arbeitet und wie anfällig er für krankhafte Veränderungen ist. Wird sie durch die Ernährung beeinflusst, können gefährliche Phänomene wie das Entzündungsaltern[2] höchstwahrscheinlich reduziert und der Entstehung altersbedingter Krankheiten vorgebeugt werden.

»Durch die Forschungen der Epigenetik weiß man seit einiger Zeit, dass die Art des Lebens in Form von Ernährung oder körperlicher Aktivität rückwirken kann auf die Genetik, auf die Chromosomen in den einzelnen Zellen«, sagt der Sportwissenschaftler Dr. Thomas Rüther von der Deutschen Sporthochschule Köln. »Und zwar dadurch, dass die genetischen Schalter auf den Genen an- und abgeschaltet werden. Diese Veränderungen können sich – so die aktuellen Annahmen – dauerhaft im Erbgut niederschlagen, und je früher die positiv wirkenden Knöpfe auf die On-Position gestellt werden, desto besser.« Was und wie wir essen, könnte also ganz wesentlich mit darüber bestimmen, wie lange die Maschine Körper am Laufen bleibt.[3]

Manche Experten raten daher zu einer mediterranen oder lacto-vegetarischen Diät.[4] Andere empfehlen gar keine Diät, wie der Ökotrophologe Uwe Knop. Der hält sämtliche Ernährungsempfehlungen für Hokuspokus und verweist stattdessen auf die Intelligenz des Körpers. »Ihr Körper weiß immer ganz genau, was Sie brauchen«, sagt Knop.[5] Seine These lautet: »Hören Sie auf sich selbst.«

Das sieht von Westerholt genauso. Sie experimentiert neuerdings mit einer Basendiät. Bestimmte Lebensmittel meidet sie, weil die den Körper »übersäuern« und ihm dadurch schaden könnten. »Man wird ja älter, und ich versuche jetzt herauszufinden, was man machen kann, damit man auch in den nächsten zehn Jahren noch fit ist.« Unter den meisten Experten ist die Wirkung der basischen Ernährung umstritten.[6] Aber von Westerholt will »diese Basensache« auch gar nicht zum Dogma machen. Sie hat sich zwar vorgenommen, regelmäßig einen säurefreien Tag einzulegen, aber ob das klappt, wird man sehen. »Ich denke, das ist jetzt auch nicht so gemeint, dass man das immer machen muss.«

Sie lässt sich ungern bevormunden.

***

Nach ihrer Rückkehr von den Philippinen wird sie Sportlehrerin, erst an einer Berufsschule, dann am Gymnasium. Und sie ist natürlich weiter unterwegs, juckelt durch Südamerika, Asien, die USA, klappert Europa ab. Nur an den Polen war sie noch nicht, aber nahe dran. Erst unlängst ist sie in Norwegen mit dem Zug acht Tage lang zum Polarkreis gefahren, um die legendäre

Eisenerzkapitale Narvik zu besichtigen. Bloß nicht stillstehen, immer unabhängig sein.

Die wenigen Beziehungen, die sie hat, halten nicht lange. »Sobald die Männer merkten, dass ich eigenständig bin, wurde es schwierig.« Sie besteht auf Chancengleichheit. Und wenn sie die nicht bekommt, nimmt sie sie sich eben. Mit einer Frau als Partnerin wäre das nicht anders gewesen. In ihrem Leben ist für zwei einfach nicht genug Platz. »Ich brauche diese Freiheit. Ich bin frei.«

Von Westerholt glaubt an Reinkarnation; sie sagt, in einem früheren Leben sei sie mal Arzt in China gewesen und Pilger in Japan. Sie vermutet, dass sie in einem anderen Leben einmal eingesperrt war. »Deshalb mache ich in diesem Leben eigentlich immer, worauf ich gerade Lust habe.«

Und weil sie in diesem Moment Lust auf eine Runde Golf hat, gehen wir auf den Golfplatz. Die 18-Loch-Anlage gehört zum Schloss und liegt praktischerweise direkt neben ihrer Wohnung. Es nieselt. Von Westerholt schlägt zunächst daneben. Sie ärgert sich. Beim nächsten Versuch trifft sie. Schnurgerade zischt der Ball übers Grün, landet kurz vor der Fahne. »Aha. Geht doch«, sagt sie. »Man muss nur dranbleiben.«

Dranbleiben. Unterwegssein. Keine Angst haben.

In ihrem Wohnzimmer steht eine Weltkarte zum Freirubbeln. Viel zu rubbeln gibt es nicht mehr. Mehr als 130 Länder hat sie schon besucht, am Rest der Welt arbeitet sie noch. Es wäre schön, wenn sie alle 193 Länder freirubbeln könnte in diesem Leben. Doch wenn es nicht klappt, auch nicht schlimm. Wichtig ist nur: die Freiheit.

Und dass es im nächsten Leben wieder irgendetwas mit Bällen wird.

GLAUBE

»Ich habe überhaupt keine Zeit, älter zu werden.«

TONI SCHUMACHER

Über dem Leichtathletikstadion von Bayer Dormagen hängt der Himmel wie ein feuchtnasser Lappen. Es ist Mai, aber der Frühling fühlt sich an diesem Morgen nach Winter an. Herbert E. Müller zieht seine Trainingsjacke aus und sprintet die ockerfarbene Tartanbahn entlang: 50 Meter, 100 Meter, 150 Meter. Lautlos biegt er in die Kurve ein, auf den letzten Metern erhöht er nochmals das Tempo. Als Müller die 200-Meter-Marke überquert, drückt er auf seine schwarze Polar Accurex und stoppt die Zeit: 44,8 Sekunden.

»Nicht schlecht«, sagt er.

Müller zählt zu Deutschlands besten Mastersathleten. Der 90-jährige Laufspezialist hat in seiner langen Karriere unzählige Rekorde aufgestellt, 31 davon haben immer noch Bestand, darunter deutsche, Europa- und Weltrekorde. Allein in seiner neuen Altersklasse M90, in der er erst seit dem vergangenen

Jahr startet, hat er bereits elf Bestzeiten gesammelt. Müller dominiert den Seniorenbereich seit Jahren und verschiebt dabei immer wieder die Grenzen des Machbaren. So stellte er über die 400-Meter-Strecke im vergangenen Sommer eine neue deutsche Bestleistung auf. Bei 30 Grad Hitze verbesserte er in Köln den bisherigen Rekord um fast sechs Sekunden, der alte stammte noch aus dem Jahr 2002. Nicht mal zehn Minuten vor dem Rekordrennen war er die 200 Meter gelaufen. Zum Warmwerden. »Verrückt«, wie er selbst einräumte.

Seine Bestzeit über 200 Meter liegt derzeit bei 38,42 Sekunden, und auch das ist natürlich deutscher Rekord. Was sonst. 38,42 Sekunden klingt erst mal nicht besonders schnell, wenn man ihn mit der Weltelite vergleicht. Den Weltrekord bei den unter 35-Jährigen hält der Jamaikaner Usain Bolt. Im Jahr 2009, einen Tag vor seinem 23. Geburtstag, lief er die 200 Meter in 19,19 Sekunden. Eine fantastische Zeit. Müller war allerdings fast viermal so alt wie Bolt, als er seine Bestzeit über 200 Meter aufstellte. Und während der junge Bolt sein volles physiologisches Potenzial ausschöpfen konnte, kämpfte Müller gegen die Uhr *und* gegen den körperlichen Verfall.

Wie hoch Müllers Leistung wirklich einzuschätzen sein könnte, zeigt sich, wenn man seine 200-Meter-Rekordzeit altersbereinigt und dann mit der von Bolt vergleicht. Es gibt dafür ein spezielles, vom Weltverband der Mastersathleten WMA entwickeltes Verfahren, das die Vergleichbarkeit von Resultaten unterschiedlicher Altersklassen ermöglicht. Demnach wäre Müller nur zwei Zehntel langsamer gewesen als Bolt. Nun sind solche Altersklassen übergreifenden Vergleiche zwar eher hypothetischer Natur, sie zeigen aber, in welche Dimensionen der

90-Jährige aus Grevenbroich vorstößt. »Das ist Neuland, das ich betrete«, sagt er.

Müller steht auf der Bahn in Dormagen und schaut auf seine Uhr. Dort stehen immer noch die 44,8 Sekunden aus der Aufwärmrunde. Nicht schlecht für einen 90-Jährigen, aber für seine Verhältnisse nicht wirklich gut. Also schnürt er noch mal die Schuhe, schüttelt die Beine aus und sagt: »Komm! Lass uns noch 'ne Runde laufen.«

***

Müller ist nicht besonders groß. Er ist auch nicht besonders breit. Man könnte ihn leicht übersehen. Aber wenn er irgendwo auftaucht, dauert es nicht lange, und die Leute stehen um ihn herum. Er zieht die Aufmerksamkeit an, nicht nur wegen seines Lächelns mit der aparten Zahnlücke. Mag sein, dass sein Charisma an der Verbindlichkeit liegt, die er ausstrahlt. Er verströmt etwas Dringliches, es gibt bei ihm wenig Leerlauf. Wenn er einen Plan hat, und den hat er meistens, dann führt er den fristgerecht aus. Müller hält viel auf Pünktlichkeit, er hat ein phänomenales Gedächtnis und kann stundenlang Konversation betreiben, ohne müde zu werden. Man hört seinen Sätzen die harte Schulbank an, die er Ende der Dreißigerjahre drücken musste und auf der Griechisch und Latein gepaukt wurde. Dem Genitiv hält er stur die Treue, er hat auch keine Scheu vor Höflichkeitsfloskeln oder zackigen Vokabeln wie Trainingskamerad, Sportsfreund oder Endkampf. Manchmal scheint seine Rhetorik noch aus einem alten Röhrenradio zu erschallen. Und so getragen, wie er spricht, so läuft er auch. Während die meisten anderen in seinem Alter nur noch trippeln, fliegt er mit raumgreifenden Schritten über die Bahn. »Das ist für mich extrem wichtig, dass es gut aussieht«, sagt er.

Als ich ihn Anfang 2019 das erste Mal treffe, ist die Saison schon in vollem Gange. Er hat seine Titelsammlung bereits bei diversen Landesmeisterschaften aufgefüllt. Meist steht er bei den regionalen Wettbewerben ohne größere Konkurrenz am Start, er sieht das als Aufwärmen unter Wettbewerbsbedingungen. »Ich nehme nur ein bisschen Kondition mit.« Die Dichte an Mastersathleten nimmt mit jeder nächsthöheren Altersklasse ab. Die Konkurrenz stirbt langsam weg.

Der erste Höhepunkt des Jahres ist dann die Hallen-WM der Senioren im polnischen Torun. Trotz starker Konkurrenz gewinnt Müller fünfmal Gold, einmal Silber und einmal Bronze. Nebenbei unterbietet er die deutschen Rekorde über 200, 400, 800, 1500 und 3000 Meter zum Teil deutlich. Er wird zu Deutschlands Seniorensportler des Jahres gewählt, auch mit deutlichem Abstand. Die Zeitungen berichten über ihn, das Fernsehen dreht einen Film, und auf der Facebook-Seite des Herbert-E.-Müller-Fanclubs schreibt eine Frau aus Großbritannien: »Herbert, you are a superhero!« Herbert, du bist ein Superheld!

Gäbe es im Marvel-Universum einen Rentner mit überirdischen Kräften, Müller wäre die Idealbesetzung. Er ist der Prototyp des Mastersathleten: ehrgeizig, erfolgreich und liebenswürdig. Ein Vorbild? »Nein, den Begriff Vorbild würde ich selbst nicht verwenden«, sagt er. Er selbst vielleicht nicht, aber er hat auch nichts dagegen, wenn andere es tun. Fällt das Rampenlicht auf ihn, läuft er nicht weg. Laufen ist sein Leben. Und das darf ruhig jeder sehen. Es gibt nur ein Problem: Das Laufen wird nicht leichter. Mit 90 Jahren sind Verbesserungen kaum noch möglich, wenn man auf einem derart hohen Niveau läuft. Da ist es schon ein Erfolg, noch mal die Zeit aus dem Vorjahr zu erreichen. Müller bekommt das jeden Tag vor Augen geführt.

»Im Grunde laufe ich ja nur noch gegen die biologische Uhr.«

***

Der Alterungsprozess ist eine Tatsache. Mit Ernest Hemingway könnte man sagen: Altwerden ist wie pleitegehen, erst passiert es schleichend, dann ganz plötzlich. Um das 35. Lebensjahr herum überschreitet der Körper seinen biologischen Höhepunkt, danach setzt der Abschwung ein, erst ganz langsam, dann immer schneller. Die Erneuerungsprozesse der Zellen erlahmen, die Muskeln verlieren an Explosivität, die Knochen werden poröser, der Körper regeneriert nur noch widerwillig.

Bis etwa zum 50. Lebensjahr verläuft die Alterungskurve zunächst relativ flach nach unten. Mit dem Eintritt in das Rentenalter fällt sie dann aber dramatisch ab. Während in der Altersgruppe zwischen 65 und 75 nur etwa 10 Prozent der Menschen unter verschiedenen Symptomen von Gebrechlichkeit leiden, sind es in der Dekade ab 80 schon fast die Hälfte.[1] Ähnlich sieht es für das Auftreten chronischer Krankheiten oder den Verlust an Muskelmasse und Kraft aus. Athleten wie Müller zeigen, dass sich diese Entwicklung zwar nicht aufhalten, aber nachhaltig beeinflussen lässt.

Studien aus den Neunzigerjahren konnten nachweisen, dass Senioren durch gezieltes, regelmäßiges Krafttraining das Leistungsniveau eines untrainierten Mittzwanzigers erreichen können. Ähnlich verjüngende Effekte bietet auch der Ausdauersport. Eine vergleichende Analyse der Laufzeiten von 900 000 Marathon- und Halbmarathonteilnehmern zeigte, dass die Leistungseinbußen unter den älteren Athleten wesentlich später einsetzten als erwartet. Signifikante Leistungseinbußen konnten demnach erst in der Gruppe der über 54-jährigen Läufer festgestellt werden. Selbst 25 Prozent aus der Gruppe der 65- bis 69-Jährigen waren immer noch schneller als die Hälfte der 20- bis 54-Jährigen.[2]

Als ausschlaggebend für das individuelle Leistungsniveau und die gesundheitsfördernden Effekte betrachteten die Forscher unter anderem, wie lange und wie regelmäßig die Älteren schon Sport trieben. So liefen in der Gruppe der über 65-Jährigen die meisten Befragten im Schnitt bereits seit 15 Jahren, in der Gruppe der Mittzwanziger lag die Lauferfahrung bei 5 Jahren. Erstaunlich: 90 Prozent derjenigen, die regelmäßig Ausdauerläufe absolvierten, wiesen keinen einzigen Risikofaktor für kardiovaskuläre Erkrankungen auf. Und das, obwohl etwa 42 Prozent der älteren Männer und 62 Prozent der älteren Frauen angaben, zuvor sportlich eher inaktiv gewesen zu sein. Es ist also nicht entscheidend, wann man mit dem Sport beginnt, sondern wie regelmäßig man ihn betreibt.

Die PACE-Studie, die 2011 von der Deutschen Sporthochschule Köln veröffentlicht wurde, kam zu folgendem Ergebnis: »Im Mittel haben sich erst ab dem 55. Lebensjahr signifikante Leistungseinbußen gezeigt, das war für uns überraschend«, sagt der an der Studie beteiligte Sportwissenschaftler Thomas Rüther. »Für uns war daher eine Erkenntnis, dass die Trainierbarkeit und gute körperliche Anpassungsfähigkeit bis ins hohe Alter gewährleistet ist. Leistungseinbußen im mittleren und höheren Lebensalter konnten primär auf eine inaktive Lebensweise, nicht aber auf biologische Alterung zurückgeführt werden.«

***

Im Leichtathletikstadion von Bayer Dormagen bereitet Müller sich auf die nächste Trainingsrunde vor. Er tritt nun gegen seinen Trainingspartner Fred Ingenrieth an. Ingenrieth ist 85 Jahre alt. Müller gewinnt den Lauf ohne Mühe. Schon nach 80 Metern lässt Ingenrieth abreißen, trottet noch eine Weile an der 100-Meter-Marke herum, die Hände in die Hüften gestemmt, dann kommt er um die Kurve. »Meine Form ist sicherlich ausbaufähig«, sagt er und lächelt charmant.

Müller und Ingenrieth gehören in ihren Altersklassen zu den besten Läufern in Deutschland: Müller in der M90, der Klasse der Männer ab 90 Jahre, Ingenrieth in der M85. Sie sind beide aktive Mastersathleten, nehmen regelmäßig an Wettkämpfen teil und können herausragende Erfolge vorweisen. Ihr Lebensstil unterscheidet sich allerdings schon ein wenig.

Ingenrieth, hochgewachsen, hager, ansteckendes Lachen, strahlt eine gewisse Gemütlichkeit aus. Sein Interesse gilt nicht nur dem Sport. Er hat ein großes Haus, das er in Schuss hält, er liest gern und werkelt nebenbei in seinem Garten. »Manchmal ziehe ich mich gar nicht erst an, da laufe ich den ganzen Tag im Morgenmantel rum«, sagt er. »Ist doch herrlich!« Müller steht daneben und kichert. Er käme wohl nie auf die Idee, den ganzen Tag im Morgenmantel herumzulaufen. Er arbeitet diszipliniert seinen Trainingsplan ab. Wenn er nicht beim Lauftraining ist, macht er Ausgleichssport. In seine Wohnung im dritten Stock geht er am liebsten zu Fuß. Den Aufzug nutzt er selten.

»Faulenzen zählt nicht«, sagt Müller.

Ingenrieth bestätigt: »Gegen den Herbert bin ich ’ne faule Sau.«

***

Wie alle erfolgreichen Läufer gehört auch Müller zu den Leptosomen, den schmalwüchsigen Körperbautypen. Bei 1,68 Meter Körpergröße und 61,5 Kilogramm Gewicht liegt sein Body-Mass-Index (BMI) recht konstant bei 21,6. Normal wäre in seinem Alter eher ein BMI von 24. Müller sagt, dass jedes Kilo mehr automatisch zu einem Mehraufwand an Kraft und Beschleunigung führt. Und das kann er nicht so gut gebrauchen. Er lebt äußerst maßvoll, ernährt sich bewusst, trinkt selten Alkohol, raucht nicht und macht in der Regel sechsmal in der Woche Sport. Neben Laufen, Schwimmen, Radfahren auch Aqua Jogging, Nordic Walking und Seniorengymnastik. Schach spielt er auch. Er würde noch mehr machen, sagt er, aber seine Frau Helga wolle schließlich auch noch zu ihrem Recht kommen, deshalb halte er sich den Sonntag frei. Er lacht. Klappt nämlich auch nicht immer.

Sein sechs Jahre alter grauer Mazda hat 100 000 Kilometer auf dem Tacho. Die meisten davon hat er durch Fahrten zum Training und zu Wettkämpfen gesammelt. Das Sprinttraining absolviert er in Dormagen, das Intervalltraining in Düsseldorf und die Ausdauerläufe in seinem Heimatort. Müller variiert die

Belastungen für das Herz-Kreislauf-System ganz bewusst, um seinen Körper für so viele unterschiedliche Strecken wie möglich fit zu machen. »Das zeichnet mich ja vor den anderen aus, dass ich von den 60 Metern bis zu den 10 000 Metern alles laufen kann«, sagt er. »Und auch immer abräume, wenn ich bei Meisterschaften bin.«

In Müllers Arbeitszimmer ist eine Wand nur für Medaillen reserviert. Von der Wand ist allerdings nicht mehr viel zu sehen. Dicht an dicht hängen die Plaketten an bunten Bändern, nach Bedeutung sortiert. Meist sind es komplette Sätze aus Gold, Silber und Bronze. Ganz oben baumeln die Medaillen von Welt- und Europameisterschaften, in der Reihe darunter die von den Deutschen Meisterschaften und ganz unten die Plaketten, die er bei Landesmeisterschaften bekommen hat. »Aber die zähle ich schon gar nicht mehr, wen interessiert das schon?«

***

Müller wird 1929 geboren. Der Vater arbeitet als Steiger im Bergbau, ein Knochenjob. Er stirbt 1938 innerhalb weniger Tage an einer Lungenentzündung. Der Verlust schärft Müllers Sinne, er entwickelt schnell Verantwortungsbewusstsein, das muss er auch. Nicht nur steht die Mutter plötzlich mit den beiden Kindern allein da; zur gleichen Zeit bricht auch noch ein vorbestrafter Postkartenmaler aus Braunau am Inn den Zweiten Weltkrieg vom Zaun. Deutsche Jagdflugzeuge starten Richtung Polen, Bomben fallen, Menschen zerspringen. Hitler schreit sich die Seele aus dem Leib. Alles, was nun kommt, soll die nächsten tausend Jahre dauern.

Es dauert zum Glück nur sechs Jahre. Müller ist froh, als das Geschrei und das Pfeifen der Luftminen endlich verstummt. Er war mittendrin. Ende 1944 wird er Teil des Volkssturms, im gesamten Land müssen wehrfähige Männer zwischen 16 und 60 Jahren an die Front, dort sollen sie in einem ebenso sinnlosen wie selbstmörderischen Einsatz den »Heimatboden mit allen Waffen und Mitteln verteidigen«, wie es in einem entsprechenden Führererlass heißt. Müller wird an die Westfront abkommandiert. Er ist zwar erst 14 Jahre alt, aber eine Schaufel kann er halten. Während die alliierten Jagdbomber über seinem Kopf heulen, muss der Oberstufenschüler, der eben noch Griechisch und Latein lernte, jetzt Schanzengräben ausheben, um die gegnerischen Panzer zu stoppen. Er entkommt dem Wahnsinn an der Front.

Nach den Gräueln des Krieges gefragt, antwortet er knapp: »Wir waren ausgebombt, zu knabbern gab es nichts, wir mussten kämpfen.« Ein Haiku des Schreckens.

Als am 8. Mai 1945 Deutschlands bedingungslose Kapitulation in Kraft tritt, ist das der Startschuss in eine neue Epoche. Auch für ihn. »Nach dem Krieg war die ganze Zukunft sehr, sehr unsicher.« Er ist bereit, seine eigene Folgezeit in die Hand zu nehmen. Und läuft los. Macht eine Ausbildung, studiert und arbeitet sich nach vorn.

Mitte der Fünfzigerjahre hat er eine Lehre als Elektriker abgeschlossen, in Abendkursen die Qualifikation für die Fachhochschule erlangt, ein Studium der Elektrotechnik absolviert, als Ingenieur beim Chemieriesen Bayer gearbeitet und auf dem zweiten Bildungsweg den Sprung an die RWTH Aachen geschafft. »Ich habe schon immer mehr durch Arbeit und Fleiß gemacht als durch Begabung«, gibt er zu. »Das war auch den Zeitumständen geschuldet.«

Während des Studiums in Aachen schließt er sich einer Laufgruppe an, absolviert zum ersten Mal ein systematisches Training. Es dauert nicht lange, dann wird er in den Leistungskader der SV Phönix Ludwigshafen berufen, die Sportvereinigung stellt damals eine der besten Leichtathletikmannschaften des Landes. Dort erlebt er die erste sportliche Niederlage. Obwohl nur als Ersatzmann angereist, stellt ihn der Trainer bei der Deutschen Meisterschaft über die 5000 Meter auf. Müller hat Konditionsdefizite, in der letzten von zwölf Runden bricht er erschöpft zusammen. Er schwört sich, dass ihm das nie wieder passieren wird.

Dann macht er zunächst Karriere, heiratet und wird Vater von drei Kindern. Für Sport hat er kaum noch Zeit. Unterdessen blüht das Land wieder auf. Im Westen füllen sich die Regale, über die Straßen flitzen Käfer, das Fernsehen bekommt Farbe, in Stammheim fallen Schüsse, im Parlament trägt man Turnschuhe, der Eiserne Vorhang fällt, auf den blühenden Landschaften liegt der Ruß und Müller hat es inzwischen zu etwas gebracht.

Dann bricht er aus heiterem Himmel zusammen: Kollaps! Die Ursache kann nicht geklärt werden. Er nimmt das als Warnsignal. Mit 55 Jahren beginnt er wieder mit dem Laufen. »Da stand für mich fest: Jetzt erst recht! Jetzt regelmäßig und intensiver laufen!« Als er 1990 in Rente geht, ist er endgültig auf dem Weg zum Leistungssport. Früher immer nur auf den Mittel- und Langstrecken unterwegs, wagt er sich nun auch auf die kürzeren. Schon bald wird er Europameister und stellt die ersten Weltrekorde auf. Er läuft nach Möglichkeit immer auf der Innenbahn, seiner Lieblingsbahn. Denn dort kommt man am schnellsten voran.

***

Versicherungen gibt es bekanntlich für nahezu alles. Auch für die Rente, für Krankheiten und sogar für den Tod. Was die Risikomanager der Versicherungen dabei umtreibt, ist der demografische Faktor. So könnte sich bei gleichbleibender Bevölkerungsentwicklung – mehr Alte, weniger Kinder – die Zahl der Pflegebedürftigen von 2 860 000 im Jahr 2015 auf 4 816 000 im Jahr 2060 erhöhen und damit auch der Versicherungsbedarf. Eine enorme Herausforderung.

Zwar sind derartige Lebenserwartungsmodelle immer ein Blick in die Glaskugel. Aber es gibt bestimmte Faktoren, etwa die Bevölkerungsentwicklung oder die Lebenserwartung, die sich gut berechnen lassen; andere Faktoren wie Kriege oder Epidemien dagegen nur schwer. Sport ist dabei eine bedeutende Komponente in der Kategorie Lebenserwartung, denn er trägt mutmaßlich dazu bei, das Leben zu verlängern, Krankheiten entgegenzuwirken und Pflegebedürftigkeit zu reduzieren. Wer früher inaktiv war und nun mit Sport beginnt, egal in welchem Alter, nimmt eine Lebensstilintervention vor, was Müller nach seinem Zusammenbruch mit 55 Jahren getan hat. Er hat sein Leben umgekrempelt und es dadurch höchstwahrscheinlich erheblich verlängert.

***

Mitte Juli finden in Thüringen die Deutschen Meisterschaften der Seniorenleichtathletik statt. Als Müller mit seiner Sporttasche in der Hand auf der Anlage in Leinefelde-Worbis erscheint, kommt er keine 5 Meter weit, ohne dass ihn jemand begrüßt oder umarmt. Die Menschen freuen sich aufrichtig, ihn zu sehen. Weil er ein toller Sportler ist. Aber auch, weil er den erfolgreichen Kampf gegen das Alter verkörpert. Müller bestärkt die anderen in dem Glauben, genauso alt werden zu können wie er selbst. Er muss dafür gar nichts weiter tun. Nur ins Ziel laufen.

Müller will an diesem Tag zwei Rennen bestreiten, über 400 und 1500 Meter. Weil Fred Ingenrieth, mit dem er gemeinsam die 400 Meter laufen wollte, jedoch verletzt ist, konzentriert er sich auf die 1500 Meter. Für Müllers Altersklasse M90 hat sich außer ihm mal wieder niemand gemeldet, er startet daher in der M85. Als einziger 90-Jähriger tritt er gegen Athleten an, die bis zu fünf Jahre jünger sind. Es sind ungleiche Bedingungen. Aber er kennt das schon.

Kurz vor Beginn des Rennens stellt sich das Teilnehmerfeld entlang der Startlinie auf, Müller drängelt sich dazu, dann fällt der Schuss. Schon nach ein paar Hundert Metern ist Müller zurückgefallen. Nach zwei Runden überholen ihn die Führenden erstmals, wenig später zieht auch der Rest des Feldes an ihm vorbei. Müller spult unbeeindruckt seine Runden ab. Jedes Mal, wenn er die Haupttribüne passiert, feiert ihn der Stadionsprecher wie einen Olympiahelden. Das Publikum ist begeistert und spendet *standing ovations.* Die anderen machen den Sieg unter sich aus. Aber das Ergebnis des Rennens geht im Jubel um Müller fast unter. Als er schließlich als Letzter durchs Ziel läuft, bleibt die Uhr bei 8:40:92 stehen. Neuer deutscher Rekord.

»Damit musste man rechnen«, sagt er. Er lächelt zufrieden. Nie zuvor waren die 1500 Meter in seiner Altersklasse bei einer Deutschen Meisterschaft erfolgreich gelaufen worden. Er ist der Erste, dem das gelingt. Müller stößt mit seinen Leistungen häufig in neue Dimensionen vor. Jeder Zieleinlauf, jeder neue Rekord bedeutet dabei einen kleinen Triumph über das Alter. Genau darum geht es ihm: »Ich kämpfe gegen mich selbst und gegen das Altern.«

***

Anfang Januar 2020 stehen Müller und Ingenrieth in einer Leichtathletikhalle auf dem Messegelände in Düsseldorf. Sie bereiten sich auf die NRW-Meisterschaften vor. Ingenrieth hat gerade mal wieder eine Verletzung auskuriert, doch jetzt ist er fit, und nach ein paar Aufwärmübungen treten die beiden zum Sprintduell über 60 Meter an.

Auf Kommando läuft Müller los. Ingenrieth bleibt einen Moment lang stehen, dann läuft auch er los. Nach wenigen Metern greift er sich an den Oberschenkel und bricht den Sprint ab. Eine Zerrung. Müller schüttelt den Kopf. »Fred wollte mir wohl einen Vorsprung geben. Ich vermute, es wurmt ihn etwas, dass ich in meinem Alter schneller bin als er. Das Ergebnis sieht man.« Ingenrieth sagt: »Ich wollte, dass es nach Wettbewerb aussieht.« Das Ansinnen war löblich, die Umsetzung mangelhaft. Nun läuft Ingenrieth erst mal gar nicht. Für Müller bedeutet das, dass er bei den NRW-Meisterschaften erneut ohne echte Konkurrenz an den Start gehen muss. »Das ist ärgerlich.«

Drei Tage später gewinnt er bei der NRW-Meisterschaft die Titel über 60 und 200 Meter. Ingenrieth ist verletzt zu Hause geblieben. Gut möglich, dass er den ganzen Tag im Morgenmantel herumgelaufen ist oder ein bisschen im Garten gewerkelt hat. Müller plant derweil schon für das nächste Großereignis. In Erfurt will er bei den Deutschen Meisterschaften den Weltrekord über 4×200 Meter brechen. Schon Wochen vorher rührt er für sein Vorhaben die Werbetrommel, steht mit einem knappen Dutzend Mastersathleten in Kontakt, um sie für die Staffel zu gewinnen. Dass ihm der Rekordlauf gelingt, daran hat er selbst keine Zweifel: »Wenn nicht in Erfurt, dann spätestens bei der EM im portugiesischen Braga.«

Woher kommt eigentlich seine Besessenheit fürs Laufen?

Er denkt eine Weile nach. »Das ist eine gute Frage«, sagt er.

Läuft er dem Tod davon?

»Ja, das könnte man so sagen.«

Ein verschmitztes Lächeln erscheint auf seinem Gesicht. »Aber ich weiß, dass es nicht klappt.«

HÄRTE

»Life's what you make it.«

MARK HOLLIS

Das Video, das Johanna Quaas berühmt macht, dauert nur 77 Sekunden. Sie ist darin bei einem kurzen Auftritt in einer Sporthalle in Cottbus zu sehen. Wir schreiben das Frühjahr 2012, in der Lausitz trifft sich die Weltelite des Turnens zum »Turnier der Meister«. In einer Wettkampfpause betritt die 86-Jährige die Bodenturnmatte, 12 × 12 Meter, hellblauer Boden, ringsum sind die Ränge gut besetzt. Quaas streckt die Arme zur Decke, spannt ihren Körper. Sanfte Klaviermusik setzt ein, Brahms' Walzer Nr. 15 in A-Dur. Dann beginnt sie ihre Übung.

Das Publikum verfolgt, wie die Frau mit dem weißen Schopf und dem dunkelgrünen Turnanzug über den Boden federt, wie sie geschmeidig in den Kopfstand rollt, rückwärts einen Handstand macht und luftig-leichte Räder schlägt. Quaas turnt mit der Geschmeidigkeit eines jungen Mädchens. Bei jedem Element, das sie zeigt, geht ein Raunen durch die Halle, es gibt

Szenenapplaus. Als die Übung vorbei ist, bricht tosender Beifall los, die Zuschauer sind begeistert. Was die wenigsten unter ihnen wissen: Sie haben soeben der ältesten Wettkampfturnerin der Welt zugesehen.

»Meine Bodenübung, die kam schon doll«, sagt Quaas.

Im Publikum sitzt auch eine junge Frau aus den Niederlanden. Sie filmt den Auftritt und stellt ihn wenig später ins Internet: *86-year old Johanna Quaas demonstration on FX – Turnier der Meister, Cottbus 2012*, schreibt sie darunter. Der kurze Clip verbreitet sich rasend schnell. Auf YouTube wird das Filmchen binnen Kurzem Hunderttausende Male geklickt, und bei Quaas steht plötzlich das Telefon nicht mehr still. Reporter rufen an und wollen sie interviewen; Journalisten aus Deutschland, den USA, sogar aus Japan und China. Einer taucht vor ihrer Haustür auf und will eine Homestory mit ihr machen. Sie weiß nicht recht, was das alles bedeuten soll, also lässt sie den Mann zunächst einmal herein.

Nur, der Rummel hört nicht auf, er wird sogar noch schlimmer. Und allmählich dämmert es ihr. Sie, Johanna Quaas, 86 Jahre alt, 1,51 Meter groß, Rentnerin aus Halle an der Saale, ist jetzt weltberühmt.

***

Im November 1925 kommt Johanna Quaas im Burgenlandkreis zur Welt. Es ist das Jahr, in dem Adolf Hitler *Mein Kampf* veröffentlicht, im Hörfunk wird zum ersten Mal eine Fußballpartie live übertragen und im Iran besteigt der Schah von Persien, Reza Schah Pahlavi, den Thron. Am Münchner Hauptbahnhof trifft einer der ersten elektrisch betriebenen Schnellzüge ein. »So lange ist das schon her?«, staunt Quaas.

Sie fragt sich selbst bisweilen, wie alt sie eigentlich wird. Dann muss sie überlegen, ob demnächst der 93. oder der 94. Geburtstag bevorsteht. »Oh je«, sagt sie, »im November kommt ja schon der 95.« Wie sie das geschafft hat? Viel Sport, richtiges Atmen, nach dem Aufstehen jeden Morgen Frühgymnastik. Und bitte, bloß keine Diät. Wie auf Kommando spuckt der Toaster in Quaas' Wohnung zwei Scheiben Brot aus. Sie geht zum Kühlschrank und fischt ein großes Stück Dauerwurst heraus. »Ich hab' eigentlich immer gesund gelebt«, sagt sie. Aber man muss es ja nicht übertreiben.

Mit vier Jahren beginnt sie mit dem Turnen, auf dem Sportplatz in Hohenmölsen, erst an der Kletterstange, dann am Reck. Wenn sie mit den Eltern in die Stadt geht, schwingt sie an deren Händen immer nach hinten und fliegt hoch. Sie liebt das. Mit zehn Jahren bestreitet sie ihren ersten Wettkampf. Als sie mit ihrer Übung fertig ist, schaut der Kampfrichter zur Mutter und sagt: »Was geben wir denn jetzt der Kleenen?« Die Mutter regt sich über die Hochnäsigkeit des Kampfrichters dermaßen auf, dass sie die gesamte Jury zusammenstaucht. Johanna darf daraufhin die Übung noch einmal vorführen. An die Note, die sie bekommt, kann sie sich nicht mehr erinnern. »War auch nicht so wichtig«, meint sie.

Wichtig war, dass sie die Nerven behalten hatte. Als Kind ist sie empfindlich, schüchtern, alle nennen sie nur »Hannschen«. Sogar auf dem Zeugnis steht »Hannschen«, als ob sie nicht schon klein genug wäre. »Einmetereinundfünfzig« schreibt der Beamte in ihren ersten Personalausweis, »mittelgroß«. Da muss sie selbst lachen. Früher galt schon als mittelgroß, wer die 1,50 Meter überschritten hatte. Aber was in ihrem Ausweis stand, interessierte niemanden. »Ich war immer überall die Kleinste«, sagt sie.

Weil sie so klein und schmächtig ist, braucht sie eine Rüstung, etwas, das sie schützt. Sie trainiert sich eine Wettkampfhärte an, wird unnachgiebig. Ihre Schüchternheit verschwindet bald, ihre Wehleidigkeit auch. Sie setzt sich Schmerzen aus, wenn es sein muss. Sie spielt mit gebrochener Nase, turnt mit gebrochenem Mittelfuß und ignoriert die anderen, wenn die mal wieder über sie hinwegschauen. »Dann wurde ich hart im Nehmen«, gibt sie deutlich zu verstehen.

Aus Hannschen wird Johanna. Und Johanna entwickelt sich in der mitten im Klassenkampf steckenden DDR zu einer sehr guten Turnerin. Neben dem Leistungssport nimmt sie am Institut für Körpererziehung in Halle einen Job an, wird dort bald eine wichtige Mitarbeiterin. Sie schreibt am Lehrbuch *Gerätturnen* mit, entwickelt eine Systematik für das Training am Barren und unterrichtet einige der besten Amateur- und Leistungsturner des Landes. Anfang der Sechzigerjahre trainiert sie Christel Felgner-Wunder und Barbara Stolz-Dix, zwei große DDR-Turnhoffnungen.

Bei den Olympischen Spielen in Tokio 1964 belegen die beiden den vierten Platz mit der Mannschaft. Der vierte Platz ist aber nicht das, was die Staatsführung sich vorgestellt hat. Es gibt Kritik an den beiden Turnerinnen. Quaas lässt sich das nicht gefallen. Sie stellt sich vor ihre Schützlinge und kritisiert die Funktionäre. So, wie ihre Mutter damals die Kampfrichter kritisierte. Und weil die sozialistischen Leistungsträger offenbar nicht so gut mit Kritik umgehen können, streichen sie Quaas die Olympiaprämie in Höhe von 4000 Ostmark.

»Das wäre ein halber Trabi gewesen«, sagt sie.

***

2012, nur wenige Monate nachdem Quaas zum YouTube-Star geworden ist, erscheint die Leichtathletin Olga Kotelko im Institut für Altersforschung an der Universität von Illinois. Sie hat zugesagt, sich dort umfangreichen Tests zu unterziehen. Dass sie zum Objekt des Forschungsinteresses wurde, hat einen Grund: Die Kanadierin mit ukrainischen Wurzeln errang im Laufe ihrer Karriere 750 Goldmedaillen und stellte mehr als 30 Weltrekorde auf. Dabei begann sie erst im Alter von 77 Jahren mit dem Leistungssport. Kotelko warf, sprang und lief in Rekordzeit an die Weltspitze und überholte dabei alle anderen. So warf sie mit dem Speer doppelt so weit wie die Zweitbeste ihrer Altersklasse. Die 100 Meter lief sie sogar fünf Sekunden schneller als der Rest. »Alter ist nur eine Zahl«, sagte Kotelko einmal.[1] »Nicht dein Geburtstag ist entscheidend, sondern die Art und Weise, wie du älter wirst.«

Die amerikanischen Forscher experimentieren ausführlich mit der damals 93-Jährigen, schieben sie in einen Magnetresonanztomografen, schicken sie aufs Laufband und lassen sie zahlreiche Reaktions- und Intelligenztests machen. Am Ende der Prozedur antwortet Kotelko auf die Frage, ob sie nicht müde sei: »Ich bin selten müde.« Die jungen Wissenschaftler, die um sie herumstehen, sehen hingegen ziemlich erschöpft aus. So erzählt es der Leiter des Instituts, Art Kramer, in der Fachzeitschrift *Neurocase.*[2] Kramer und seine Kollegen fanden bei den Tests mit wesentlich jüngeren Vergleichspersonen heraus, dass entscheidende Bereiche von Kotelkos Hirn in einem erstaunlich guten Zustand waren. Einem Zustand, wie man ihn von 60- bis 65-Jährigen erwarten konnte. Das Hirn der Mastersathletin war weniger stark geschrumpft. Kortex, Hippocampus, Ventrikel sowie die aus Nervenfasern bestehende weiße Substanz waren überraschend gut erhalten. Insbesondere bei den kognitiven Übungen und den Gedächtnistests schnitt Kotelko besser ab als ihre Altersgenossen.

Die Wissenschaftler nahmen das als Hinweis darauf, dass das Gehirn auch im fortgeschrittenen Alter noch formbar bleibt. Und dass sportliche Aktivität, so wie in Kotelkos Fall, dabei ein wichtiger Faktor sein kann. Durch sportliche Interventionen, wie Forscher die Umstellung der Lebensgewohnheiten hin zu mehr körperlicher Aktivität nennen, kann sehr wahrscheinlich auch das Hirn einer Art Neustart unterzogen werden. Die kognitiven Fähigkeiten bleiben nicht nur erhalten, sondern werden verbessert. Formbarkeit bedeutet in dem Sinne auch, die Kontrolle über den eigenen Körper zu behalten, selbstbestimmt zu sein und am gesellschaftlichen Leben teilzuhaben. Kotelko brachte mit 95 Jahren noch ihren eigenen Fitnessratgeber heraus: *Olga. The O.K. Way To A Healthy, Happy Life,* also ungefähr: Der gute Weg zu einem gesunden, glücklichen Leben nach Olga Kotelko. Darin schreibt die Mastersathletin: »Heutzutage ist es überhaupt kein Problem, 60, 70, 80 oder 90 Jahre alt zu werden. Wenn man ein bisschen an sich arbeitet, sind keinem Mann und keiner Frau Grenzen gesetzt. Altern ist nicht mehr oder weniger problematisch wie

Heranwachsen. Wenn es um Gesundheit und Wohlbefinden geht, sind wir alten Menschen nicht länger ein Teil des Problems, wir sind Teil der Lösung.«

Die geriatrische Forschung gewinnt immer mehr Erkenntnisse über die Zusammenhänge des Alterns. Erkenntnisse, die nicht nur den Alten, sondern genauso den Jungen nützen und einen weiten Raum an Möglichkeiten eröffnen. Manche Forscher tüfteln schon an der Unsterblichkeit. Doch wer will das schon? Kotelko jedenfalls konnte die biologische Uhr noch nicht anhalten. Sie starb kurz nach Erscheinen ihres Buches mit 95 Jahren an einem Schlaganfall. Noch in der Woche ihres Todes hatte sie an drei Leichtathletik-Wettbewerben teilgenommen. Was sie der Welt hinterließ, war neben einer phänomenalen Karriere die Erkenntnis, dass der Prozess des Alterns beeinflussbar ist und dass es dafür nie zu spät ist.

***

Sommer 2019, ein schmuckloser Plattenbau in Halle-Südstadt. Im ersten Stock liegt die Wohnung von Johanna Quaas. Sie wohnt hier schon seit mehr als einem halben Jahrhundert. Ihr Mann Gerhard liebte die Wohnung mit der Aussicht ins Grüne und auf das Stadtzentrum, sie blieb auch nach seinem Tod vor vier Jahren hier. Quaas flitzt durch die Räume, räumt hier was frei, bietet dort einen Platz an, brüht Kaffee auf, kramt ein paar Schwarz-Weiß-Bilder heraus. Sie blättert einmal durch ihre Sportkarriere und beginnt ganz vorn, Anfang der Dreißigerjahre, als sie schwimmen lernte. Damals noch an einer Angel – Schwimmflügel gab es noch nicht.

In den Sechzigerjahren kommt dann die große Zäsur. Quaas hört mit dem Leistungssport auf und kümmert sich um die Erziehung ihrer drei Töchter. Erst Anfang der Achtzigerjahre kehrt sie auf die große Bühne zurück. Sie ist jetzt 56 und will es noch einmal wissen. Sie fährt quer durch die DDR zu den Wettbewerben, in einem blaugrauen Trabant, auf den sie fast 20 Jahre lang gewartet hat. Wenn sie gewinnt, und das tut sie häufig, erhält sie kein Preisgeld, sondern regionale Spezialitäten: in Eberswalde einen Wurstring, in Dresden einen Stollen oder in Rostock ein Handtuch. Aber auch nur für den ersten Platz. Für zweite und dritte Plätze gibt es höchstens eine Dose Kleingebäck. Kekse.

Das sollte sich gründlich ändern. Nach dem Auftritt in Cottbus kann sie sich vor lukrativen Angeboten kaum retten, muss einen Manager anheuern, der ihre Termine koordiniert und Reisen rund um den Globus organisiert. Sie wird in Fernsehsendungen eingeladen, tritt in der Show von Thomas Gottschalk auf, wird Werbeträgerin für einen Hersteller von Pflegebetten. In Singapur turnt sie vor Wirtschaftsbossen, in Japan soll sie eine Mall eröffnen und in New York nimmt sie als Ehrengast an der deutsch-amerikanischen Steubenparade teil.

Aber nicht nur Unternehmen entdecken sie. Sie fährt auch nach Rom, wo sie als älteste aktive Wettkampfturnerin der Welt ins *Guinness-Buch der Rekorde* aufgenommen wird. Sie reist nach Oklahoma, wo man ihr in der »Hall of Fame« des Turnens den Nadia-Comaneci-Award überreicht – als zweiter Turnerin überhaupt. Außerdem springt sie zu Ehren des 90. Geburtstages der britischen Queen gemeinsam mit dem ehemaligen Kunstturner Eberhard Gienger aus 3000 Metern Höhe aus einem Flugzeug.

Quaas ist begeistert von dem Tandemsprung. »Angst? Nein, Angst hatte ich keine.«

Ein weiterer Höhepunkt ihrer erstaunlichen Karriere wartet in Los Angeles, wo sie in der Fernsehshow *Forever Young* auftritt und als Überraschungsgast Turn-Überfliegerin Simon Biles aus der Kulisse springt. Die damals 20-jährige US-Athletin hat alles gewonnen, was es im Sport zu gewinnen gibt; Quaas wurde einmal DDR-Meisterin. Der größte Unterschied zwischen den beiden Sportlerinnen war aber ein anderer: die 71 Lebensjahre, die die beiden Turnstars trennten.

***

Auf der Suche nach dem Geheimnis von Quaas' Fitness stößt man in ihrer Wohnung auf einige Indizien. In einer Ecke im Flur steht ein Schwingstab, mit dem sie die Tiefenmuskulatur trainiert, in einer anderen Ecke liegen zwei kleine Hanteln für die Arme. Im Wohnzimmer lehnt eine Gymnastikmatte an der Wand und im Schlafzimmer steht ein Ab-Wheel auf dem Boden, für die Bauchmuskeln. Ihre ganze Wohnung ist ein einziger Trimm-dich-Pfad. Ihr tägliches Sportprogramm beginnt direkt nach dem Aufwachen. Noch im Bett macht sie erste Dehnübungen, knetet ihre Hände, streckt Arme und Oberkörper, hebt die Beine. Danach brüht sie einen Kaffee auf, geht auf den Balkon und macht einen Satz Liegestütze an der frischen Luft. Durch die regelmäßige Gymnastik hat sie sich eine erstaunliche Flexibilität erhalten. Ihr Körper ist trotz jahrelanger Arthrose in den Knien, Händen und Schultern extrem beweglich. Ohne diese Flexibilität könnte sie gar nicht turnen.

Sie macht natürlich noch andere Sachen, fährt viel Fahrrad, geht Schwimmen, praktiziert Hot-Yoga, dazu eine spezielle Seniorengymnastik, geht mit ihrer Damengruppe in die Sauna und hat vor einiger Zeit Aroha entdeckt, ein Mix aus Kung-Fu, Haka und Tai-Chi. Forscher an der Universität Baltimore fanden bei einer Untersuchung an Alterssportlern einen interessanten Zusammenhang zwischen Tai-Chi und dem Herz-Kreislauf-System. Mithilfe des chinesischen Schattenboxens, so das Ergebnis[3], konnten die Probanden ihren Blutdruck dauerhaft senken. Für Pilates oder Yoga gibt es ähnliche Studien. Demnach sind die Effekte regelmäßiger Gymnastikübungen bei älteren Menschen mit denen blutdrucksenkender Medikamente gleichzusetzen. Darüber hinaus kann Gymnastiktraining zur Verbesserung der Schlafqualität, der Gehirnfunktion und zur Stärkung der Knochen beitragen.[4] Ärzte verschreiben daher immer häufiger Sport auf Rezept statt teurer Pillen.[5]

Früher musste Quaas gelegentlich zur Sauerstofftherapie, weil ihr Blut zu wenig von dem lebenswichtigen Stoff enthielt. Seit sie das Training ausgeweitet hat, braucht sie das nicht mehr. Auf Medikamente verzichtet sie fast komplett, sie nimmt lediglich eine Tablette zur Blutverdünnung. Aber natürlich kann auch sie den körperlichen Verschleiß nicht gänzlich aufhalten. Bei dem Versuch, den Babystuhl für ihren Urenkel aufzuklappen, riss ihr Bizepsmuskel. Plötzlich machte es »plopp« und der ganze Oberarm hing eine Etage tiefer. Ein paar Tage später begann Quaas jedoch wieder mit ihrer Gymnastik, trotz Schmerzen. Inzwischen ist die Verletzung vollständig ausgeheilt. Stolz zeigt sie ihren Oberarm: »Der ist schon wieder genauso stark wie früher.«

Der in München lehrende Sportbiologe Professor Henning Wackerhage konzentriert sich in seiner Forschung auf die Zusammenhänge zwischen Sport und Altern. Wackerhage überrascht Quaas' Fitness nicht, er hält sie für das Ergebnis einer Kombination aus Genetik und lebenslangem Training. Deshalb dringt der Sportwissenschaftler auch darauf, alle, insbesondere aber ältere Menschen dazu zu bringen, neben dem Ausdauersport auch mehr Kraftsport zu betreiben. »Man muss es schaffen, dass die Menschen mehr altersgerechtes Krafttraining machen und dadurch Muskelmasse und auch Schnellkraft aufbauen. Nicht nur eine gute Herz-Kreislauf-Fitness durch Ausdauertraining ist im Alter wichtig, sondern auch Krafttraining – das muss nicht immer heißen, dass man ins Fitnessstudio muss«, sagt Wackerhage.

Schon ein regelmäßiges Training zu Hause, wie Quaas es betreibt, kann den altersbedingten Verfallsprozessen entgegenwirken. Dafür genügen zwei Gewichtsmanschetten und ein Wohnzimmersessel. Folgende Übungen sind auch für ältere Menschen leicht durchführbar: a) Im Sitzen das Bein mit Gewichtsmanschette anheben, bis es nicht mehr geht, b) am Sessel festhalten und den Fuß abwechselnd mit Gewichtsmanschette zum Po heben, c) am Sessel festhalten und Kniebeugen ohne Gewichtsmanschette absolvieren. »Man sollte mit einem Satz pro Übung beginnen und sich dann langsam auf mehrere Sätze bei jeder Übung steigern. Wichtig ist, dass man sich wirklich anstrengt und bis zur Ermüdung der jeweiligen Muskelgruppe trainiert. Das Gewicht sollte schwer genug sein, sodass man nach wenigstens 20 Wiederholungen pro Satz oder weniger erschöpft ist«, so der Sportbiologe.

Zusätzlich zum Training ist genügend Protein (Eiweiß) entscheidend; ältere Menschen sollten 1 bis 1,2 Gramm pro Kilogramm Körpergewicht pro Tag zu sich nehmen. Ein 70 Kilogramm schwerer Mensch sollte am Tag also zwischen 70 und 85 Gramm Eiweiß zu sich nehmen. Diese Menge lässt sich schon dadurch sicherstellen, indem man vor oder während des Krafttrainings einen halben Liter Buttermilch, Kefir oder ein Proteingetränk trinkt. Außerdem können Vitamin D, Kreatin und Leucin unterstützend wirken, um genügend Muskelmasse aufzubauen.

***

Die Jahnturnhalle liegt im Zentrum von Halle an der Saale. Gegenüber ragt der historische Wasserturm mit seinem aufwendigen Eisenfachwerk und dem markanten Schieferdach in die Höhe. Er ist eines der Wahrzeichen der Stadt, ein Relikt aus einer Zeit, als die Eisenbahnen noch mit Dampf betrieben wurden und auf den Straßen Pferdefuhrwerke unterwegs waren. 1863 wurde die Halle errichtet, Turnen war gerade zum Instrument der Volkserziehung und Wehrertüchtigung geworden. König Friedrich Wilhelm IV. hatte die Leibesübungen »zum unentbehrlichen Bestandteil der gesamten männlichen Erziehung« erkoren, damit wurde der Sport Teil der Staatsräson, und im Land schossen die Turnvereine wie Pilze aus dem Boden.

Im Jahr 2020 stemmt sich der Deutsche Turnerbund hartnäckig gegen den Mitgliederschwund. Zuletzt lag die Zahl wieder etwas stabiler bei 5 Millionen. Das Turnen ist damit nach Fußball der zweitstärkste Mitgliederverband im organisierten

Sport in Deutschland. Die Aufmerksamkeit, die das Turnen in der Öffentlichkeit erhält, steht jedoch in keinem Verhältnis zu den Mitgliederzahlen – und erst recht nicht zu der Aufmerksamkeit –, die der Fußball hierzulande generiert. Außer bei den Olympischen Spielen und anderen Großereignissen spielt Turnen medial kaum eine Rolle. Das liegt sicherlich an der wechselvollen Geschichte, die das Turnen in Deutschland hat, an der Instrumentalisierung durch den preußischen Staat, das Militär und später auch durch den Nationalsozialismus. Es gibt gewiss Sportarten, die als cool gelten; Turnen gehört nicht dazu. Das ist schade, denn der Sport bringt herausragende Athleten hervor. Athleten wie Johanna Quaas.

Das Erste, das einem nach dem Betreten der Jahnturnhalle entgegenkommt, ist der Geruch. Ein herber Dunst nach Trainingsschweiß, dickem Teppich und Lederslippern. Das Zweite, das auffällt, ist der Boden. Mit seinem federnden Unterbau gibt er bei jedem Schritt ein wenig nach. Man möchte sofort loshüpfen auf diesem Boden, genauso wie die gut drei Dutzend Sportler, die an diesem Abend in der Halle sind. Wie auf einem Wimmelbild laufen und springen die Turner umher und zeigen artistische Kunststückchen. In der Mitte der Halle springt eine Gruppe junger Mädchen der Reihe nach auf ein Trampolin, in hohem Bogen wirbeln die Körper in die Luft und landen unter Erprobung diverser Schrauben, Überschläge und sonstigen Waghalsigkeiten in einer Schaumstoffgrube.

Inmitten des Gewusels sticht Quaas heraus. Sie turnt in einem maximal auffälligen, pinken Sportoberteil auf dem Parallelbarren. Ihre von Arthrose gekrümmten Hände umklammern die hölzernen Holme, kräftige Adern treten unter der dünnen, hellbraunen Haut hervor. Dann legt sie den Kopf in den Nacken, schwingt auf dem Barren hin und her, erst vorsichtig, dann mit Nachdruck. Leichtere Übungen wie Grätschen, Wenden oder Außenquersitz gelingen ihr problemlos. Schließlich wagt sie sich an eine ihrer Lieblingsübungen, die Stützwaage. Dabei stemmt sich Quaas auf den Holmen in eine Art Liegestütz. Vorsichtig drückt sie ihre 49 Kilo hoch, steht waagerecht in der Luft. Sie kann sich ein Lächeln nicht verkneifen. Dann knicken ihre Schultern ein, die Gelenke halten der Belastung nicht mehr stand. Sie rutscht vom Gerät ab, fängt sich aber noch.

»Es geht doch nicht mehr so gut wie früher«, sagt sie.

Quaas weiß, dass sie das Altern nicht aufhalten wird, aber sie will so lange wie möglich fit bleiben. Bislang ist ihr das gelungen, und wer sie erlebt, hat nicht das Gefühl, dass sich das so schnell ändert. Sie selbst übrigens auch nicht. Einmal bot ihr das Unternehmen, für das sie eine Zeit lang als Werbefigur unter Vertrag stand, ein Gratisbett an. Das Bett verfügte über einen schicken Motor, mit dem ältere Menschen elektrisch unterstützt aufstehen können. Quaas lehnte das Geschenk ab.

»Och nee, danke«, sagte sie. »So alt bin ich ja noch nicht.«

TRAUER

»There's all kinds of poisons that turn you to stone.
Not sure you'd want to go there alone.«

ROBERT NEIL FISHER

Wie jemand tickt, darüber gibt kaum etwas so zuverlässig Auskunft wie das Bücherregal. In Dieter Wolfs Regal steht fast ausschließlich Agentenliteratur. Die Thriller von Frederick Forsyth, klar. *Der Schakal,* ein Klassiker. Insgesamt wenig Belletristik, dafür viele Sachbücher. Titel wie Karl-Wilhelm Frickes *Die DDR-Staatssicherheit,* Sir Kenneth Strongs *Geheimdienstchef in Krieg und Frieden* oder Joseph B. Huttons *Ost-Agenten am Werk.* Wolf hat ein Faible fürs Konspirative. Liegt sicher daran, dass er selbst mal Spion war.

Dann gammelt da noch NS-Militaria im Regal. Albert Speers *Spandauer Tagebücher* oder Heinz Schröters *Geheime Reichssache 330,* ein im Auftrag Hitlers geschriebener Frontbericht aus Stalingrad. Wolf sagt, den Speer habe er sogar gelesen. »Der ist ja verzweifelt am Leben.«

Weiter geht's in der Bibliothek. Nicht fehlen dürfen die unvermeidlichen Ausreißer, abseitige Sachen, die nicht wirklich zum Rest passen. Bill Clintons *Mein Leben* oder David Belbins *Der Hochstapler*, die gehen beide als Auflockerungsstoff durch. Aber was macht L. Ron Hubbards Gehirnwäsche-Manifest *Dianetik* im Regal? Wollte Wolf mal wissen, mit welchem pseudoreligiösen Schwachsinn sich ein Milliardenvermögen scheffeln lässt? »Hat meine Frau gelesen«, sagt er. »Die hat 'ne Zeit lang an so Zeug geglaubt.«

Seine Frau wollte sich in den Glauben retten, sie wollte an etwas glauben, und sei es Dianetik. Aber der Glaube konnte sie nicht retten. Wolf hat nicht geglaubt. Er hat gesucht, und er sucht immer noch. Nach seinem Sohn Matthias. Der verschwand vor einem Vierteljahrhundert unter mysteriösen Umständen in Kambodscha. Es gibt bis heute keine Spur von ihm. Wolf hat das irgendwie verkraftet, indem er schreibt. Derzeit sitzt er an einem Buch, es handelt vom Schicksal seines Sohnes.

Seine Frau ist über den Verlust nie hinweggekommen, sie leidet seit einigen Jahren unter Demenz. Bärbel Wolf sitzt in einem großen, bequemen Sessel in einer Ecke des Wohnzimmers und fragt sich, wo die Hose herkommt, die sie in der Hand hält. Dann lacht sie herzlich und fängt an zu singen; »Abend wird es wieder«, eines ihrer Lieblingslieder:

»Abend wird es wieder:
über Wald und Feld
säuselt Frieden nieder, und es ruht die Welt.«

***

Eine Leichtathletikhalle in Dormagen. Lange Gänge, fensterlose Umkleiden mit gesprenkelten Linoleumböden und dieser typische Schulturnhallengeruch nach zu oft getragenen Sportklamotten. In einer Ecke der Halle klafft eine sandgefüllte Weitsprunggrube im Boden, daneben eine Hochsprunganlage. An der Wand hängt eine XXL-Fotografie von Heike Drechsler, wie sie gerade über die Latte fliegt. Drechsler, die Rekordfrau. Olympiagold. Weltmeisterin. Europameisterin. Alles mehrfach. Die Thüringerin zählt zu den erfolgreichsten deutschen Sportlerinnen. Sie wurde zur Leichtathletin des Jahrhunderts gewählt und in die »Hall of Fame« der Leichtathletik aufgenommen. Gäbe es eine »Hall of Fame« nur fürs Steinstoßen, Dieter Wolf wäre sicher schon drin.

Wolf steht unter dem riesigen Drechsler-Porträt, die Arme in die Hüften gestemmt und schaut den vor ihm liegenden Stein an, als höbe der gleich von selbst ab. Ein 30-Kilo-Brocken, schön glatt, mit Sand dran. Wolf trägt ärmellose, helldunkelblaue Leichtathletikklamotten, um seine Taille hat er einen braunen Gewichthebergürtel aus Leder geschnallt. Der 83-Jährige bückt sich und packt den Stein mit beiden Händen, wuchtet ihn mit einem kräftigen Ruck hoch, stemmt ihn über den Kopf und wirft ihn mit drei Schritten Anlauf in die Sandgrube. Der Stein fliegt einige gute Meter und schlägt in der Grube ein. Sand spritzt auf. Wolf knurrt: »Das geht noch weiter.« Seine Bestweite mit dem 30-Kilo-Stein liegt in der Altersklasse M80 bei 2,62 Metern. Weiter warf bislang niemand.

Steinstoßen ist eine uralte Disziplin. Schon in der Antike ausgetragen, diente der Sport im Mittelalter zur Körperertüchtigung von Rittern und Soldaten, später war er sogar olympisch.

Heute ist Steinstoßen noch in Schottland populär bei den *Highland Games* oder bei den *Schwingertagen* in den Schweizer Alpen. Ein Obelix-Sport. Wolf ist eher schlank, mittelgroß, mit kantigen Schultern. Noch mit sechzig stemmte er beim Bankdrücken 130 Kilo. »Mindestens!« Und als junger Mann habe er vor Kraft kaum laufen können. Mit Mitte zwanzig kam er beim Speerwerfen regelmäßig auf 55 Meter, erzählt er. Das würde selbst heute noch für die Weltspitze im Zehnkampf reichen. Nur zum Vergleich: Im Jahr 2007 wurde der Jamaikaner Maurice Smith Vizeweltmeister im Zehnkampf. Den Speer schleuderte er auf 53,61 Meter – einen guten Meter kürzer als Wolf. »Ich hätte mit den besten Zehnkämpfern der Welt mithalten können.« Der Sport sei immer das Wichtigste für ihn gewesen. »Aber nicht so wichtig, dass ich Profi geworden wäre.«

Statt unter den weltbesten Zehnkämpfern landete er beim Steinstoßen. Eine wenig bekannte Disziplin der Leichtathletik, urtümlich in ihrer rohen, punktgenauen Kraftentfaltung. Wenn Wolf einen Stein mit beiden Händen hochwuchtet, die schwere Last über dem Kopf balancierend, wirkt er wie eine moderne Version des Sisyphos. Sein Stein rollt nicht, er fliegt. Zwar nicht besonders gut, eher unwillig und schwerfällig, wie Steine eben fliegen. Der älteste gefundene Stein auf der Erde ist 4,4 Milliarden Jahre alt, die Erde selbst schätzungsweise 4,5 Milliarden Jahre. Man kann sich vorstellen, dass der frühe Mensch, bevor er ein Stück Holz oder einen Knochen nahm, zuerst einen Stein aufhob und ihn durch die Steppe warf. Vielleicht, um ein Tier zu erlegen oder einfach so, weil der Stein schön war. So wie Wolfs Steine. Er hat ein ganzes Arsenal davon in seiner Garage: 3 Kilo schwer, 7,5 Kilo, 10 Kilo, bis zum 20-Kilo-Brocken, rund, oval, manche rau, andere glatt. Wie dicke Käfer liegen sie am Boden und sehen aus, als könnten sie jeden Moment wegkrabbeln. Steine werden geschürft, gefunden, gesammelt, gekauft, vererbt, verbaut und verehrt. Sie sind das Material des Lebens. Aber wieso wirft man sie in eine mit Sand gefüllte Grube?

»Ach, das ist eine lange Geschichte«, sagt Wolf. Aber er ist gerne bereit, sie zu erzählen. Vorher will er aber noch eine andere Geschichte loswerden.

»Geht auch ganz schnell.«

***

Wolf wohnt in einem Reihenhaus in der Nähe von Neuss. Den Weg zum Haus säumen Steine. Er bittet ins Wohnzimmer. Die Gardinen hängen grau und schwer vor den Fenstern, im schon erwähnten Bücherregal steht außer Büchern auch viel Nippes. Kitsch wärmt die Seele, heißt es. Geschichten auch. Und Wolf hat viele davon. Er ist eine Jukebox mit Geschichten. Man muss nur einmal etwas hineinwerfen, dann kommen sie der Reihe nach herausgepurzelt. Es kann passieren, dass er seine Greatest Hits auch zweimal spielt. »Musst mir sagen, wenn ich die Geschichte schon erzählt habe«, warnt er. Mit seinen Stories kann er den ganzen Abend unterhalten, manche tragen sogar Titel: »Der Kommandeur und sein Flachmann«, heißt eine. »Abschalttag« eine andere. Oder: »Der alte Mann in Moskau«. Manchmal steckt er noch knietief in der einen Geschichte, da rutscht er schon in die nächste. »Moment«, unterbricht er sich dann, »wo war ich noch mal gerade?« Tja, wenn man das wüsste. Es fällt ihm ja selbst schwer, den Überblick zu behalten.

Wolf trägt eine große Platte mit Kuchen ins Wohnzimmer, schenkt Kaffee in Porzellantassen ein und fordert dazu auf, beherzt zuzugreifen. Und während man noch zwischen Pflaumenstreusel und gedecktem Apfel hin und her überlegt, hat er schon wieder die nächste Schnurre im Anschlag. »Ich kann dir noch eine Geschichte erzählen«, sagt er, noch bevor der Kuchen auf dem Teller gelandet ist. »Traurige Sache, die muss ich unbedingt kurz loswerden.« Bitte, gern. Immerzu. Traurig hatten wir ja noch nicht. Dann aber auch noch eine von den Spionagegeschichten. Er kennt das Geschäft schließlich aus dem Effeff, war Oberstleutnant beim Militärischen Abschirmdienst (MAD), Hauptmann mit 28 Jahren, Kompaniechef, stellvertretender Dezernatsleiter der Spionageabwehr, zuständig für die Enttarnung gegnerischer Agenten. Wie im Krimi sei es dort zugegangen, obwohl man die meiste Zeit am Schreibtisch sitzt. Aber ab und zu schaute der Kalte Krieg dann doch persönlich vorbei.

Wolf erzählt Geschichten von der Anwerbung feindlicher Spione, von spielsüchtigen Überläufern, wackligen Informanten, die abgeschaltet werden mussten, von Agentenaustauschen auf der Glienicker Brücke und einem Faustkampf auf Leben und Tod. In seinen Ausführungen wimmelt es von Dienstgraden, Stabsstellen, Hauptquartieren, von Majoren, Generälen, Kommandeuren und Obersten. Seine Welt ist klar unterteilt. Es gibt oben und unten, und wer wo ist, darüber entscheidet der Chef und die Leistung. Wer sich zu viele Fehler erlaubt, der scheitert. Kalter Krieg eben.

So wie er einmal scheiterte, als er den Penzinger Kirchturm fast kaputt gemacht hätte. Er steckte gerade in der Pilotenausbildung, war am Fliegerhorst der Bundeswehr in Landsberg am Lech stationiert und unternahm zusammen mit seinem Ausbilder einen Übungsflug. Wolf lenkte das Flugzeug aus französischer Produktion, eine zweistrahlige Fouga Magister, einen Tick zu tief über den Penzinger Kirchturm hinweg, in ein paar Metern Abstand, wie der Ausbilder behauptete, auf jeden Fall zu tief. Der Kirchturm wackelte, fiel aber nicht. Trotzdem musste Wolf das Steuerrad aus der Hand legen, er wurde kurz nach dem Kirchturmmalheur ins Ausbildungsregiment nach Stade versetzt. Seine Pilotenkarriere war vorbei, bevor sie richtig begonnen hatte. »Dabei hatte ich schon über 80 Flugstunden.«

Trotz des vorzeitigen Endes bei der Luftwaffe macht er Karriere bei der Bundeswehr. Mit 49 Jahren scheidet er aus dem Dienst aus, wechselt in die private Wirtschaft und wird Sicherheitschef bei Rheinmetall, dem größten deutschen Rüstungskonzern, Hersteller von Premiumprodukten wie dem Kampfpanzer Leopard 2, dem Maschinengewehr MG3 oder den Luftlandepanzern Wiesel 1 und Wiesel 2. Bei Rheinmetall verdient Wolf mehr Geld, als die Bundeswehr ihm hätte bieten können. »Ich hab' nie bereut, dass ich das gemacht habe.«

Schon bei der Bundeswehr erwirbt er sich einen Ruf als ausgezeichneter Sportler. Egal, wo er stationiert ist, überall übernimmt er die Aufgabe des Sportoffiziers, tritt mit seinen Kameraden erfolgreich beim Faustball oder in der Leichtathletik an, spielt nebenbei Handball und beginnt mit Ende 48 noch mit Triathlon. Seine Leidenschaft bleibt aber das Steinstoßen, der Sport, den er schon als Schüler kennenlernte. »Das Steinstoßen hat mich sofort fasziniert«, sagt er. Weil er dort seine

Qualitäten aus dem Kugelstoßen und Speerwerfen in idealer Weise zusammenbringen kann. Die Explosivität des Kugelstoßers und die Dynamik des Speerwurfs kommen ihm beim Steinstoßen zugute. Es wird seine Paradedisziplin.

Er hat bislang 245 Titel im Steinstoßen geholt; 170-mal gewann er einen deutschen Meistertitel, war 75-mal Europa- und Weltmeister. Er hält immer noch die Weitenrekorde in 39 verschiedenen Disziplinen, und man muss schon lange suchen, bis man einen Athleten findet, der eine Sportart über Jahrzehnte derart dominiert wie Wolf. Der Weltklasseschwimmer Michael Phelps vielleicht oder die Kanutin Birgit Fischer.

Auf seine Ausnahmestellung ist er stolz. Er will 250 Titel holen. »Mindestens.« Es fehlen ihm nur noch fünf. Und er ist ja erst 83.

Im Sommer sind die Steinstoß-Europameisterschaften in Österreich, da will er hin, seine Rekordbilanz ausbauen. Eine Bilanz, die so unglaublich klingt, dass man denken könnte, er hätte bei all diesen Meisterschaften immer nur gegen sich selbst gekämpft. Aber so war es nicht. »Ich hatte schon Konkurrenz, aber ich war so gut, dass ich meistens gewonnen habe«, sagt er. »Ich war wirklich gut und ich war immer sehr gut vorbereitet.«

Seine Titelsammlung hat er im Keller deponiert, dort hängen die Urkunden und Medaillen gleich über der Hantelbank. Hier stehen auch die Pokale, die er eingeheimst hat über die Jahre, etwa der Ehrenpreis bei der Werferweltmeisterschaft in Tata, Ungarn, den er als Anerkennung für sein Steinstoßer-Lebenswerk bekam, oder die Goldmedaille bei der EM im Steinstoß-Zehnkampf 2017. Einmal schrieb eine Zeitung, Wolf sei der beste Steinstoßer der Welt, doch dem widerspricht er: »Ich war und bin der erfolgreichste Titelsammler. Niemand hat mehr Rekorde. Aber der Beste bin ich nicht.«

***

In der Halle in Dormagen hat Wolf zu einem leichteren Stein gewechselt: 12,5 Kilo. Auch noch schwer, aber er wirft ihn locker in die Mitte der Sprunggrube. Was die Entwicklungen seiner Leistungen im Laufe der Jahre angeht, gibt er sich realistisch: »Ich bin doch nicht so blöd wie viele, die sagen: ›Mann, so 'ne scheiß Leistung, das konnte ich früher besser!‹.« Natürlich gehe es im Alter bergab, sagt er. »Was denn sonst?«

Vor 20 Jahren warf er den 3-Kilo-Stein auf über 16 Meter, heute schafft er noch 12. Wenn er gut drauf ist. Leistungseinbußen seien völlig normal. Je eher man das akzeptiere, desto besser. Den 50 Kilo schweren Ultra-Stein, die Königskategorie im Steinstoßen, kriegt er kaum noch hoch. Für den 30-Kilo-Stein reicht es noch, aber irgendwann wird er auch den nicht mehr werfen können. Ab einem gewissen Alter werden die Steine immer kleiner und die Anstrengungen größer. Irgendwann wird dann auch der letzte Rekord von einem jüngeren Athleten eingestellt werden. Was bleibt, sind die Medaillen, Urkunden und Pokale. Und die Steine im Vorgarten. So ist das nun mal.

Wolf denkt trotzdem nicht daran, mit dem Leistungssport aufzuhören. Er geht mindestens zweimal in der Woche zum Steinstoß-Training, absolviert zusätzlich an drei Tagen Krafttraining und Gymnastik, um für die Saison fit zu sein. Er braucht den Wettkampf, das Kräftemessen mit den anderen. Er ist noch nicht reif für den Fernsehsessel. »Wenn ich drei-, viermal pro Woche trainieren gehe, sagen wir mal in einer Gymnastikgruppe, dann ist das Gesundheitssport, aber kein Leistungssport. Zum Leistungssport gehört der Wettkampf dazu.« Und auf den will er nicht verzichten.

In einem Beitrag für ein Leichtathletik-Fachmagazin präsentierte er vor einigen Jahren eine interessante Studie, die er anhand der offiziellen Wettkampfergebnisse angefertigt hat. Im Laufe seiner mehr als sechs Jahrzehnte dauernden Sportlerkarriere hatte Wolf sich immer wieder gefragt, wie sein Abschneiden im internationalen Vergleich einzuschätzen ist und wie sich seine individuelle Leistungskurve im Vergleich zur Konkurrenz tatsächlich entwickelte. Also verglich er die Weltbestleistungen (WBL) aller Altersklassen von der Männerklasse M (0 bis 29 Jahre) über die M30 (Männer zwischen 30 und 34 Jahren) und M35 (Männer zwischen 35 und 39) bis zur M90 (Männer ab 90 Jahre aufwärts) miteinander – und zwar in elf verschiedenen Steinstoß-Disziplinen vom 5-Kilo-Stein bis zum Steinstoß-Zehnkampf. Dann stellte er diese Weltbestleistungen den sogenannten Normleistungen (NL) gegenüber, einem Mittelwert für das Leistungsvermögen der jeweiligen Altersklasse.[1]

Die Ergebnisse überraschen. Während die Normleistungskurve mit zunehmendem Alter kontinuierlich nach unten verläuft, weichen die erzielten Bestleistungen sehr häufig davon ab. Die tatsächlichen Weiten der Athleten waren mal besser, mal schlechter als das, was statistisch zu erwarten gewesen wäre. So blieben vor allem die Altersklassen M45 und M50, also die Männer zwischen 45 und 54 Jahren, weit unter ihren Möglichkeiten. Sie erreichten in allen Disziplinen bis auf eine Ausnahme nicht den Normwert. Ganz anders die älteren Jahrgänge. In den Altersklassen M65 bis M75 (Männer zwischen 65 und 79 Jahren) erreichten oder übertrafen die Athleten in allen elf Disziplinen die Normleistung. Und zwar teilweise deutlich. Dabei müssten diese Senioren doch eigentlich altersbedingt immer stärker nachlassen.

Wolf hat dafür eine ebenso simple wie einleuchtende Erklärung: die größere Erfahrung und der größere Trainingsfleiß der Alten. Der durchschnittliche Trainingsaufwand von nicht professionellen Sportlern lässt sich allgemein in drei Lebensphasen unterteilen: die berufliche Orientierungsphase mit Ausbildung, Studium oder Lehre, die in etwa bis zum Ende des zweiten Lebensjahrzehnts andauert; in dieser Phase ist die Trainingsintensität meist hoch. In den mittleren Lebensjahren, also bis zum Ende des fünften Lebensjahrzehnts, bleibt aufgrund von Doppelbelastungen durch Arbeit und Familie eher wenig Zeit zum Trainieren. Schließlich die Zeit nach dem Beruf: Rentner haben viel Zeit für Sport – und das spiegelt sich oft auch in ihren Trainingsumfängen und Wettbewerbsergebnissen wider. Dadurch können die altersbedingten körperlichen Defizite ausgeglichen werden. Das gilt insbesondere für die Königsdisziplin: den Steinstoß-Zehnkampf. Was das Erreichen der Normwerte angeht, liegen die Altersklassen M60 bis M75 hier weit vor allen anderen. Alter schlägt Jugend eindeutig.

Die Ergebnisse von Wolfs Studie können als Ansporn für alle Seniorensportler gelesen werden, sich auch im hohen Alter weiterhin mit anderen, auch mit Jüngeren, zu messen. Angst vor dem sportlichen Bedeutungsverlust muss jedenfalls niemand haben. »Ich weiß, dass die Leistungskurve nach unten geht. Das fängt mit spätestens 30, 35 Jahren schon an«, sagt Wolf. »Ab sechzig lässt es dann rapide nach, und mit siebzig, achtzig geht es kriminell nach unten.« Ab dem 70. Lebensjahr drohen untrainierten Menschen Verluste von Muskelmasse und Muskelkraft, aber auch Ausdauerverluste von bis zu 30 Prozent pro Dekade. Wolfs Leistungskurve fällt weit weniger steil ab. »1 bis 2 Prozent pro Jahr«, sagt er. Im internationalen Vergleich liegt er in fast jeder Steinstoß-Disziplin immer noch an der Spitze. Auch das zeigt seine Studie. »Ich bin mit meinen 83 Jahren noch voll im Soll.« Das könnte bei ihm sicher noch eine Weile so bleiben.

***

Wenn Wolf so dasteht, in seiner Leichtathletikkluft, den schweren Ledergürtel umgeschnallt und einen Stein in der Hand, wie er mit leicht bebender Miene und muskelgespannten Gliedern sein Handwerk verrichtet, kommt man nicht umhin, an Sisyphos zu denken, den von den Göttern zu ewiger Plackerei verdammten Korintherkönig. Zum Dasein in der Unterwelt verdammt, wälzt Sisyphos seinen Stein tagein, tagaus den Berg hinauf. Oben angekommen, rollt der Stein jedes Mal wieder herunter, und die Prozedur beginnt von vorn. Eine quälende Mühsal.

Wolfs schwerster Stein lässt sich in keine Grube stoßen: Es ist das Schicksal seines Sohnes Matthias. Vor 25 Jahren verschwand er während einer Reise nach Kambodscha. Seitdem sucht Wolf nach einer Spur seines einzigen Kindes. Was Matthias in dem südostasiatischen Land wollte, warum und wo er verschwand, ob er womöglich doch noch am Leben ist, niemand weiß es. Matthias, der mit einer Taiwan-Chinesin verheiratet war, soll 1994 von den Roten Khmer umgebracht worden sein, jener berüchtigten Rebellengruppe, die bis zu ihrer Auflösung im Jahr 1998 Kambodscha mit Terror überzog. Er war zuletzt mit seinem Motorrad in der Nähe eines von den Roten Khmer bevölkerten Dorfes gesehen worden. Offenbar geriet er in Streit mit Mitgliedern der Gruppe, wurde gefangen genommen und wenige Tage später erschossen, berichteten angeblich Augenzeugen den kambodschanischen Behörden. So wurde es Wolf irgendwann erzählt. Eine zuverlässige Quelle dafür gibt es nicht. Es ist lediglich eine Hypothese, aber immerhin eine, die er im Zuge seiner jahrelangen Recherchen rekonstruieren konnte.

Einige Jahre nach Matthias' Verschwinden erhielt Wolf von kambodschanischen Stellen einen Sack mit sterblichen Überresten. Eine von ihm in Auftrag gegebene DNA-Analyse ergab, dass es sich bei den Überresten zum Großteil um Hühnerknochen handelte, aber auch menschliche Knochenteile befanden sich in dem Sack. Sie stammten von einem Asiaten und einem Europäer. Matthias' Überreste waren nicht darin.

Wolf vermutet, dass sein Sohn mit den falschen Leuten in Kontakt gekommen ist. Dass er sich ins kriminelle Milieu begeben haben könnte. Da gab es diesen chinesischen Geschäftsmann, von dem sein Sohn ihm erzählte. Der Mann hatte Matthias angeblich 1 Million Dollar angeboten, als Gegenleistung sollte er, der in Konstanz Jura studiert hatte und danach eine Zeit lang im Einzelhandel tätig gewesen war, Fahrradteile von Asien nach Deutschland bringen. Offenbar wurde ein Teil der Summe tatsächlich überwiesen, an Matthias' Frau. Der Rest blieb unauffindbar. Wenn er denn überhaupt geflossen ist.

Wolf schüttelt den Kopf. Er weiß selbst, dass die ganze Geschichte fragwürdig klingt. Aber es ist ohnehin nur eine Geschichte, eine mögliche Version der Wahrheit. Geschichten können Halt geben, sie können die Leere füllen. »Wo die Wahrheit liegt, weiß ich nicht. Ich werde es wohl niemals erfahren«, sagt er.

***

Im Arbeitszimmer seines Hauses stehen hinter Glas gerahmte Fotos auf dem Boden, kleine gelbe Post-it-Zettel kleben auf den Scheiben. Auf einem Zettel steht »Sahara II 5–8«, auf einem anderen »Alpin-Bilder 1–4«. Auf einem der Bilder ist Matthias zu sehen, wie er sein Motorrad durch einen felsigen Gebirgsbach schiebt, auf einem anderen, wie er schwer bepackt in der Wüste steht, umgeben von einem Meer aus Sand. Oder wie er auf einem kargen Berggipfel sitzt, dabei einmal selbstbewusst in die Kamera schaut und ein anderes Mal den Blick verträumt in die Ferne wirft. Ein kräftiger, schöner Mann mit herben Gesichtszügen und braungebrannter Haut. Der Prototyp des Abenteurers.

Nach Jahren ohne konkrete Spur wurde Matthias vom Auswärtigen Amt offiziell für tot erklärt. »Für die Mutter war das das Schlimmste«, gibt Wolf mit leiser Stimme zu verstehen. Bärbel Wolf hat das Verschwinden ihres Sohnes nie verkraftet. Sie wurde psychisch krank, musste ihren Beruf aufgeben, in ihrer Not suchte sie Hilfe bei Wahrsagern und Wunderheilern, ein paar Jahre später bekam sie Brustkrebs, irgendwann wurde sie dement. »Vielleicht lebt er ja noch«, sagt sie manchmal. Die Demenz verschleiert ihr Gedächtnis, ihren Sohn hat sie nicht vergessen. »Was war das für eine tolle Frau«, sagt Wolf voller Bedauern. »Und jetzt, was ist das für ein Leben geworden?« Bärbel Wolf sitzt in dem großen, bequemen Sessel im Wohnzimmer und fragt sich immer noch, wo die Hose herkommt, die sie in der Hand hält. Dann lacht sie und fängt wieder an zu singen: »Abend wird es wieder«.

Seit ein paar Jahren schreibt Dieter Wolf an einem Buch, eigentlich ist es eine Autobiografie. Doch die längsten Kapitel darin beschäftigen sich mit Matthias, mit der Leerstelle, die alles überlagert und die Wolf mit Geschichten füllt. Geschichten von enttarnten Agenten, doppelgesichtigen Generälen und zwielichtigen Spitzeln. Er liebt es zu erzählen. Nur beim Sport muss er nicht erzählen, da ist er ganz bei sich. »Der Sport hat mir sehr geholfen, das durchzustehen«, sagt Wolf, »da konnte ich mich ablenken und musste nicht immer an Matthias denken.«

Beim Steinstoßen bedarf es keiner Pointe. Es ist reine, selbstlose Bewegung. Immer gleich. Wenn Wolf den Stein wegstößt, gelingt ihm, was Sisyphos nicht gelingen kann: Für einen kurzen Moment ist er frei von seiner Qual. Wolf schaut aus dem Fenster im Wohnzimmer und sagt eine Weile nichts. Wie er dort steht, den Blick in die Ferne gerichtet, sieht er seinem Sohn sehr ähnlich.

GLÜCK

»Die größte Kunst beim Bergsteigen ist,
dass man dabei auch alt wird.«

Hans Schwanda

Die Geschichte von Manfred und Christa beginnt im Jahr 1959. Es ist das Jahr, in dem Fidel Castro an die Macht kommt; aus den USA schwappt der Free Jazz herüber, und in den Modehäusern verschwinden die Petticoats aus den Schaufenstern; Frauen tragen jetzt auch Hosen. In München begegnen sich Manfred und Christa auf einer Faschingsfeier des Deutschen Alpenvereins. Er ist 21, sie 17 Jahre alt, beide sind begeisterte Bergsteiger. Manfred hat in der Szene bereits einen Ruf, er ist ehrgeizig, stand schon auf etlichen schwer zu bezwingenden Alpengipfeln und träumt von einem Achttausender. Doch da ist zunächst einmal Christa. Sie tanzen, kommen sich näher. Ein Kuss wäre gut, aber sie trauen sich nicht. Das scheint ihnen doch zu steil.

***

»Des is a Sackstich«, sagt Manfred. »A woas?« »Sack-stich. So heißt der Knoten.« Manfred und Christa Sturm stehen im Kletterzentrum München-Thalkirchen. Manfred hält ein Seil in der Hand, da soll jetzt der Knoten rein. Seine Hände formen aus dem Seil zwei Achten, diese legt er übereinander und lässt dabei eine Schlaufe entstehen. Damit wird das Seil am Karabiner befestigt. Der gebundene Sackstich hat den Vorteil, dass er sich unter Belastung fest zuzieht, unter Kletterern gilt er als sehr sicher und einfach zu knüpfender Knoten. Man muss ihn halt sauber hinkriegen.

»Joa, wie schaut denn des aus?«, nörgelt Christa und nimmt Manfred das Seil aus der Hand. Der Knoten ist ihr zu schlampig, sie knüpft ihn noch einmal neu. »So muss des aussehen!« Manfred zieht die Augenbrauen hoch: »Drum prüfe, wer sich ewig bindet.«

Der 83-Jährige legt fachmännisch den Kopf in den Nacken und inspiziert die mit bunten Pocken übersäte Kletterwand, die sich vor ihm 18 Meter in die Höhe türmt. Er sucht nach einem möglichen Weg. Die Kunst beim Klettern besteht darin, eine Route zu finden, die am besten zu einem passt, die dem eigenen Stil entspricht und die natürlich machbar ist. »Es muss sauber ausschauen beim Klettern«, sagt Manfred, »die Ästhetik ist wichtig.« Er entscheidet sich für den »Jäger im Schnee«, die Route hat einen Schwierigkeitsgrad von 6+. Wer eine 6+ klettern will, muss über ein hohes Klettervermögen und einen guten Trainingsstand verfügen.

Manfred prüft nochmals Seil und Karabiner, setzt die Kletterbrille auf und krebst die ersten Meter an der Kunststoffwand hoch. An seinen Unterarmen treten kräftige Muskelstränge hervor. Die Haut ist rissig, angefressen von unzähligen Stunden in der Höhensonne, offene Stellen klaffen an Händen und Armen. Er schmiert Salbe drauf, damit es heilt. Er braucht viel Salbe.

Etwa in der Mitte der Kletterwand gibt es eine knifflige Passage, der künstliche Fels ist dort gefährlich glatt, die Griffe und Tritte liegen weit auseinander. Manfred stoppt kurz, macht einen Ausweichschritt und löst den Karabiner aus der Sicherung, dann steigt er weiter auf. Kurz darauf ist er oben, die 6+ war kein Problem. Am anderen Ende des Seils steht Christa, sie hat ihn die ganze Zeit gesichert. Nun lässt sie ihren Mann langsam zu Boden.

Als Nächstes bindet sich Christa am Sicherungsseil fest und steigt in die Wand ein. Auch sie wählt den »Jäger im Schnee«. Sie klettert zügig, aber die 78-Jährige wählt schon auf den ersten Metern eine andere Route als ihr Mann. Das ist auch der Grund, weshalb sie Manfred im Gebirge den Vortritt lässt. Sie kann sich dann in aller Ruhe anschauen, für welchen Weg er sich entscheidet – um anschließend ihren eigenen zu gehen. »Ich mache es am liebsten so, wie ich mir das vorstelle.« Sie lacht. »Manchmal haut's nicht hin, aber meistens schon, und das macht dann einen Riesenspaß.«

Nebenan klebt ein junger Kletterer in der Wand und weiß nicht, wie es weitergeht. Er greift zu hoch, fällt herab und baumelt wie ein Käfer am Sicherungsseil. Manfred kann sich ein Grinsen nicht verkneifen. »Die Burschen klettern heutzutage zu sehr aus dem Oberkörper heraus«, erklärt er. »Die wollen alles durch Kraft lösen. Dabei ist das Klettern doch aus dem Gehen entstanden, es muss aus den Beinen kommen.« Für ihn ist das Klettern in erster Linie keine technische, sondern eine ästhetische Frage – und eine philosophische. Im Hochgebirge zeigt sich der Charakter des Menschen. »Wenn du dich im Gebirge überschätzt, hast du keine Chance.« Kaum irgendwo liegen Hybris und Selbsterkenntnis so nahe beieinander wie beim Bergsteigen. Seit der Mensch aufrecht geht, kraxelt er die Berge hinauf. Und genauso lange stürzt er auch schon ab.

»So viele Möglichkeiten, wie es gibt, auf den Gipfel zu kommen, so viele Möglichkeiten gibt es zu sterben«, sagt Manfred.

***

1963 heiraten Manfred und Christa. Sie haben sich seit dem Faschingsball nicht mehr aus den Augen verloren, treffen sich bei Vorträgen, beim Tanzen, im Kino und bei Vereinsabenden, vor allem aber beim Bergsteigen. Er geht in der Hochtourengruppe der Sektion Oberland des Deutschen Alpenvereins mit, bei den Profis. Sie darf ab und zu dabei sein. Er stürzt sich in große Expeditionen, zusammen mit den besten Bergsteigern jener Jahre, in den Anden, im Himalaya. Sie geht zwischendurch mit ihm auf Tour. Er geht natürlich vor.

Es gibt etwas, das die beiden immer wieder ins Gebirge treibt, eine Art innerer Zwang. Mit 15 Jahren verbringt Manfred bereits jede freie Minute in den Bergen. Seinem Vater sagt er: »Wenn ich nicht an den Berg komme, gehe ich ein.« Auch Christa hat den Klettervirus. An der Hand des Vaters steigt sie durch die Alpen, mit dem Bruder geht sie in den Klettergarten und lernt, wie man mit Ausrüstung klettert. »Da hob i mir gedacht: Jo mei, des mecht i a mal machen.«

Also wird sie Mitglied im Deutschen Alpenverein. Als Frau wagt sie sich damit in eine Welt, die ihr damals nicht gerade die Türen aufhält. »Wenn zwei Frauen damals zum Klettern gegangen sind, hat es geheißen: ›Da kommen die Lesbischen.‹ Dabei war das doch eine ganz normale Erscheinung.« Christa ist unsicher, ob sie in diese Welt wirklich hineinwill. Aber sie liebt die Natur. Und sie liebt Manfred.

In der Hochtourengruppe, in der sich die besten Bergsteiger der Sektion treffen, klettern nur Männer; Frauen gelten als gern gesehenes Begleitpersonal. Einmal im Monat laden die Männer eine Frau ihrer Wahl zur Bergtour ein. Das entscheidende Kriterium ist dabei nicht das Leistungsvermögen. »Nein, das ging nur nach Gefallen«, erklärt Manfred. »Wenn das Mädchen nett war, durfte es mitgehen.« Die Männer schätzen aber noch etwas anderes. Auf den unbewirtschafteten Hütten, in denen die Gruppe am Berg übernachtet, »dürfen« die Frauen kochen und sich um das Häusliche kümmern. »Das war halt der Zeitgeist«, sagt Christas Mann.

Manfred dämmert es bald, dass diese Rollenverteilung vielleicht nicht mehr die modernste ist und der Zeitgeist zurück in die Flasche muss. In einem Beitrag für das *Bergsteiger*-Magazin schreibt er 1983 rückblickend: »Eine völlig neue Erkenntnis eröffnete uns die Tatsache, dass Mädchen in der Regel über ein enormes Durchhaltevermögen verfügen. Das war uns neu und passte gar nicht so recht in unser Konzept vom schwachen Geschlecht.«

Zwar ist die Gleichberechtigung seit 1949 im Grundgesetz verankert, und 1958 tritt auch mit reichlich Verspätung ein entsprechendes Gesetz in Kraft, doch im Alltag ist die neue Rolle der Frau noch nicht angekommen. Im traditionsseligen Bergsteigermilieu poltert ohnehin noch an vielen Stellen der Geist des Kaiserreichs herum. Ein Geist, den der Kletterpionier Paul Preuß um die Jahrhundertwende so auf den Punkt brachte: »Die Frau ist der Ruin des Alpinismus.«

Zu jener Zeit ist das Bergsteigen gewiss nicht der einzige Sport, in dem Frauen kaum mehr als geduldet sind, doch am Berg wird es besonders augenfällig. Christa hält das nicht auf. Was sie allerdings mächtig wurmt, ist die Tatsache, dass Manfred stets die leichten Touren auswählt, wenn sie gemeinsam klettern gehen. Klettert er mit seinen Freunden, kann es nicht schwer genug sein. »Das hat mich nur noch mehr angespornt«, sagt sie.

Christa sucht die anspruchsvollen Berge, ihr Selbstbewusstsein wächst mit jedem Gipfel, und als die beiden einmal am Mount Whitney sind, muss Manfred kapitulieren. An dem 4421 Meter hohen Koloss in der kalifornischen Sierra Nevada, bei dem mehr als 2000 Höhenmeter an einem Stück zu überwinden sind, kommt Christa nicht nur ganz entspannt am Gipfel an, sie schlägt beim Abstieg auch noch vor, einen Schlenker in den Klettergarten zu machen. Manfred lehnt dankend ab, er geht schon auf dem Zahnfleisch. »Da hob i mir nur gedacht, hoppla!«

Jetzt plant er auch mit seiner Frau die schwierigen Touren.

***

Ende der Sechzigerjahre ändert sich das Klima radikal. Immer mehr Frauen drängen ins Hochgebirge. Sie wollen ihren Platz am Berg, wollen ans scharfe Ende des Seils, dahin, wo es gefährlich ist. Wo es etwas zu gewinnen gibt.

Im Revolutionsjahr 1968 kommt es in den Schweizer Alpen zu einer bedeutenden Zusammenkunft, vielleicht ist es die bis heute wichtigste Zusammenkunft für Alpinistinnen. Im mondänen Bergort Engelberg treffen sich 60 Bergsteigerinnen aus zwölf Ländern Europas zum Rendez-vous Hautes Montagne (RHM). Die Frauen eint die Liebe zur Natur und ein ausgeprägtes bergsteigerisches Können. Sie müssen mindestens Schwierigkeitsgrad fünf, besser noch Grad sechs beherrschen, für die damalige Zeit eine hohe Anforderung.

Zu dem Treffen eingeladen hat Baronin Felicitas von Reznicek, ein prominentes Gesicht des europäischen Jetsets. Die in Berlin aufgewachsene Tochter des deutsch-österreichischen Komponisten Nikolaus von Reznicek liebt den großen Auftritt. Sie schmeißt rauschende Soireen im »Bayerischen Hof« und pflegt ein schillerndes Netzwerk aus Künstlern, Adligen und Spitzendiplomaten in ganz Europa. Vor dem Treffen im Hochgebirge ist es ihr gelungen, für eine Reihe prominenter Bergsteigerinnen aus der UdSSR, aus Polen und der Tschechoslowakei eine Ausreisegenehmigung zu erwirken. So wird das Treffen auch zur Ost-West-Zusammenführung. Am 16. Mai 1968 lässt die illustre Runde unterhalb des schneebedeckten Titlis, dem Engelberger Hausberg, die Korken knallen. »Es lebe das Rendez-vous Hautes Montagnes«, ruft die Baronin zur Begrüßung. Dann klirren die Sektgläser. Es ist die Geburtsstunde des ersten rein weiblichen Kletterzirkels. Ein feministisches Ausrufezeichen.

Eine der Frauen, die neben von Reznicek stehen und feiern, ist Christa Sturm.

Mit dem RHM hat in der Männerdomäne Bergsteigen zu diesem Zeitpunkt niemand gerechnet. »Dass die Frauen einen Verein gründen und Expeditionen machen, das war ja bis dato undenkbar«, sagt Manfred. »Die sind mit einem Knall auf der Bildfläche erschienen.« In der Tat stellt der Zirkel um von Reznicek die Verhältnisse auf den Kopf. Waren Frauen in den Alpenvereinen und Klettergruppen bislang nur schmückendes Beiwerk, mussten sich im RHM die Männer nun mit dieser Rolle anfreunden. Sie durften zu den jährlich stattfindenden Treffen zwar mit, aber eben nur »als Begleitung«. Von den häuslichen Aufgaben auf den Hütten blieben sie verschont, aber die Ansage war auch so klar: Hier bestimmen Frauen, wie geklettert wird. Die Männer klettern hinterher.

Von Reznicek setzt mit der Gründung des RHM auch ein starkes politisches Signal. Indem sie regelmäßig junge Spitzenalpinistinnen aus Staaten jenseits des Eisernen Vorhangs einlädt, macht sie deutlich, dass sie sich weder von schwindelerregenden Bergen noch von politischen Grenzen aufhalten lässt.

Unter den Gästen aus Osteuropa ist auch die Polin Wanda Rutkiewicz, ein Star der Szene. Als Leiterin einer Frauenexpedition bezwingt sie 1975 den als äußerst schwierig geltenden, 7952 Meter hohen Gasherbrum III; bis heute die höchste Erstbesteigung durch eine Frau. Rutkiewicz gilt als ebenso unerschrocken wie exzentrisch. Zu den Treffen des RHM, die häufig auf Campingplätzen oder einfachen Almhütten stattfinden, bringt sie stets ihr Schoßhündchen mit. Übertroffen wird die Polin in Sachen Glamour nur noch von der Baronin: Hochgewachsen, mit einem scharf geschnittenen Gesicht, das von markanten Wangenknochen gehalten wird, und einer fulminanten Stimme, deren Timbre jeden Raum füllt, ist sie die Attraktion beim RHM.

Bereits kurz nach Hitlers Machtergreifung schloss sich die 1904 geborene von Reznicek dem Widerstand an. Nach Ausbruch des Zweiten Weltkriegs schmuggelte sie für den britischen Geheimdienst MI6 wichtige Informationen aus Nazideutschland heraus und war als Vierteljüdin ständig von Verfolgung und Ermordung bedroht; später spionierte sie für die Amerikaner. Sie war zudem eine der wenigen aus dem Umfeld der Widerstandsgruppe des 20. Juli, die das missglückte Attentat auf Hitler überlebten. Von Reznicek riskierte ihr Leben für die Freiheit. Dass sie diese später auch am Berg erkämpfte, wundert nicht. Das RHM war Ausdruck ihres ausgeprägten Selbstbehauptungswillens – und ihres Kampfes für die Rechte der Frauen.

»Die Idee dahinter war, einen exklusiven Kreis weiblicher Bergsteiger zu etablieren«, erklärt Christa. »Die Baronin wollte jene Frauen zusammenführen, die willens waren, richtig schwere Touren zu gehen.« Es sollte ausschließlich um die Leistungsbereitschaft und die Fähigkeiten am Berg gehen, um nichts anderes. Dementsprechend sollte das Ganze in einem einigermaßen herrschaftsfreien Raum stattfinden. Es gibt beim RHM deshalb keine verbindliche Satzung, keine festen Gremien, lediglich einige Länderbeauftragte; Christa hatte diese Rolle einige Zeit für Deutschland inne. Selbst die Präsidentin übt beim RHM nur eine repräsentative Funktion aus.

In der streng hierarchischen Sportwelt mit ihren von Männern bestimmten Entscheidungszirkeln ist das feministische

Netzwerk bis heute eine wohltuende Ausnahmeerscheinung. »Das RHM hat für das weibliche Bergsteigen eine Menge bewirkt«, weiß Manfred zu bestätigen.

***

Im Kletterzentrum in München ist Christa oben angekommen. Sie hat die Wand auf ihrer Route gemeistert. Manfred lässt sie am Sicherungsseil zu Boden. »Wenn du unten am Berg stehst, denkst du dir oft: ›Um Gottes willen, hier soll ich rauf? Das ist unmöglich!‹«, sagt Christa. Sie klopft das Magnesium von den Händen, weißer Staub wirbelt auf. »Du schaffst es aber doch.« Die beiden gehen noch ein paar weitere Wände hoch an diesem Tag, dann lassen sie sich auf einer Bank nieder, ziehen die Schuhe aus und begutachten das Treiben im Kletterzentrum. Die lauwarme Frühsommersonne scheint ihnen ins Gesicht.

Große Touren, so wie früher auf die Vier-, Fünf-, Sechstausender, schaffen sie nicht mehr. In die Berge zieht es sie immer noch, aber die Gipfel sind kleiner geworden. Und die stundenlangen Einstiege ins Gebirge unternehmen sie inzwischen mit dem Elektrofahrrad. Das Klettern in der Halle, das einst lediglich als Training diente, ist jetzt ihre Hauptbeschäftigung. Zwei- bis dreimal in der Woche kommen sie her und seilen sich ab. Die Kletterhalle dient als Fitnessstudio und sozialer Treffpunkt, sie begegnen hier vielen Freunden. Hinterher gibt's dann noch ein Weißbier und eine Semmel und es wird geplaudert. Sie brauchen das Zusammensein. Genauso wie die Einsamkeit der Berge.

Am frühen Abend, als die beiden beim Kaffee in ihrem Wohnzimmer im Münchner Stadtteil Harlaching sitzen, kramen sie noch ein paar Erinnerungen heraus. Das läuft meistens so, dass Manfred einen Satz beginnt und Christa ihn vervollständigt. Manchmal balgen sie sich um Details, etwa als Manfred von der Lawine erzählt, in der er beinahe umgekommen wäre.

Christa: Da sind wir auf die Amberger Hütte im Ötztal gegangen.

Manfred: Stubaital!

Christa: Ist die nicht im Ötztal?

Manfred: Nein.

Christa: Sicher?

Manfred: Stubai, Stubai!

Christa: Na, gut, also im Stubaital.

Manfred: Sag ich doch.

Sie müssen selbst lachen. Es ist immer noch ein Fingerhakeln. Jeder versucht, den anderen auf seine Seite zu ziehen. Aber am Ende herrscht Gleichstand. Eine Seilschaft, die nicht am selben Strang zieht, kommt meist nicht sehr weit.

Wenn sie von ihrer Ehe erzählen, erzählen sie von Bergen: Toshe Peak, Nanga Parbat, Siula Chico, Punta Tissi, alles Gipfel, die sie bestiegen haben. Dazu die spektakulären Wanderungen durch die libysche Wüste, zu den antiken Stätten Syriens oder im Monument Valley. Und zwischendrin immer mal wieder Touren, von denen sie um ein Haar nicht zurückgekommen wären. Der Tod lauerte ihnen häufig auf, in Gestalt von Lawinen, Steinschlägen, Schneebrettern oder Gletscherspalten. Einmal riss beim Abseilen sogar die Sicherungsschlinge durch. Aber sie hatten stets Glück – oder retteten sich gegenseitig.

Andere hatten dagegen weniger Glück. »Wie viele Freunde haben wir verloren?«, fragt Manfred. »Ziemlich viele«, sagt Christa. Dann zählen sie die Namen auf. Es dauert eine Weile, bis sie alle zusammen haben. »Man glaubt ja immer, dass es einen selbst nicht trifft«, sagt Manfred. »Würde man das nicht glauben, könnte man gar nicht erst losgehen, geschweige denn überhaupt leben.« Über den Tod sprechen sie nicht, er begleitet sie schon so lange, im Grunde, seit sie in die Berge gehen. Es gibt ja im Prinzip nur zwei Wege in den Himmel: klettern oder sterben; oft liegen beide nur einen Fußbreit auseinander.

So sitzen sie noch eine ganze Weile da, erzählen und lachen. Eine Episode lassen sie aus, Manfred hat sie in seinen Memoiren festgehalten. Er beschreibt darin einen Morgen im Frühjahr 1974 in den Dolomiten. Die ersten Sonnenstrahlen tasten sich ins Gebirge. Manfred sitzt schon am Einstieg in die Wand zum Crozzon di Brenta, er ist mal wieder vorgegangen. Und während er so dasitzt, fällt es ihm wie Schuppen von den Augen.

»Wir sind allein, welch ein Glück! Schnell kommt Christa über das Schneefeld, heute mein liebster Seilpartner, gestern Mutter und Hausfrau. Gemeinsame Sorgen, gemeinsame Abenteuer, gemeinsame Freuden – die Höhen und Tiefen eines Lebens. Plötzlich sehe ich Christa so, wie ich sonst nie Zeit habe, sie zu sehen. Ihre Angst, ihren Mut, ihr Talent und ihr Zögern, ihre Lachfalten um die Augen und die Haarsträhne, die sie beim Klettern stört ... Wir sind in Hochstimmung und glücklich wie kleine Kinder. Es hält uns nicht mehr viel auf. Wir seilen uns aus, zufrieden mit uns und der ganzen Welt. »Na, Christa, wie war's?« Sie lächelt und verdrückt eine kleine

Träne, die über ihr Gesicht kullert. Und es schleicht sich Dankbarkeit in mein Herz.

»Ja«, sagt Manfred. »Wir haben wirklich Glück gehabt.«

ANMERKUNGEN

EINLEITUNG

1 Laut einer breit angelegten Studie des Robert Koch-Instituts aus dem Jahr 2013. In der Altersklasse der 60- bis 69-jährigen Frauen lag der Anteil der Übergewichtigen sogar bei 70,7 Prozent und bei den Männern im Rentenalter bei 83,9 Prozent. Erschreckende Zahlen lieferten auch die Werte für Adipositas, also einer krankhaften Veränderung des Körperfettanteils. G.B.M., Mensink, A. Schienkiewitz et al.: »Übergewicht und Adipositas in Deutschland – Ergebnisse der Studie zur Gesundheit Erwachsener in Deutschland (DEGS1)«, 2013.
Siehe dazu auch die Studie zu den durch Adipositas verursachten Kosten im Gesundheitssektor, die bei Übergewichtigen um 30 Prozent höher liegen im Vergleich zu Normalgewichtigen. Grüne de Souza de Silva, C. et al.: »Association between cardiorespiratory fitness, obesity, and health care costs: The Veterans Exercise Testing Study«, in: *International Journal of Obesity*, 43, 2019, 2225-2232, https://www.nature.com/articles/s41366-018-0257-0

2 *Masters athletes* entspricht dem, was man in Deutschland unter Seniorensportler versteht. Der Terminus Mastersathleten hat sich allerdings bei einigen Sportverbänden als Äquivalent zum Begriff »Seniorensportler der älteren Leistungsklassen« etabliert. Vermutlich, weil er um einiges griffiger ist als dieser. Der Begriff Mastersathleten ist somit stark leistungssportlich konnotiert; ich verwende ihn aber synonym mit jenen Sportlern, die sich im Grenzbereich von Leistungs-, Freizeit- und Gesundheitssport bewegen. Und zwar deshalb, weil die Grenzen zwischen

den einzelnen Abstufungen in den höheren Altersklassen fließend sind und fast jeder Mastersathlet auch Elemente des Gesundheitssports (entsprechend den WHO-Empfehlungen zum Beispiel in Form von täglicher Gymnastik) in sein Training integriert hat und viele Freizeitsportler immer mal wieder leistungssportliche Elemente in ihren Bewegungsalltag einbauen (etwa durch gelegentliche Turnierteilnahmen).

3 Für eine erschöpfende wissenschaftliche Diskussion einzelner Aspekte des Alterssports empfehle ich in jedem Fall die einschlägigen Fachpublikationen. Zudem sei ausdrücklich darauf hingewiesen, dass die Art und Weise, wie die von mir beschriebenen Protagonisten Sport treiben, nicht für jeden Menschen gleichermaßen geeignet ist. Entscheidend für das richtige Maß an Aktivität sind immer die individuellen gesundheitlichen Voraussetzungen. Bevor man mit dem Sport im Alter beginnt, gerade wenn man Leistungssport betreiben möchte, sollte vorher auf jeden Fall eine ärztliche Kontrolle stattfinden.

4 Platon hat sinngemäß gesagt, er würde nur einem Politiker vertrauen, der zu tanzen versteht. Dahinter steckt der Gedanke, dass alles politische Handeln darauf ausgerichtet sein sollte, harmonische und gerechte Verhältnisse in einem Gemeinwesen zu schaffen – und dass solches am ehesten Menschen gelingen wird, die über ein gutes Rhythmus- und Taktgefühl verfügen. Deshalb sprach Platon die Empfehlung aus, schon in der Kindererziehung durch den Unterricht in Gymnastik und Tanz ein tragfähiges Fundament zu legen, dass Menschen in späteren Jahren darin unterstützt, ein stimmiges und harmonisches Leben zu führen. Dieses Modell leuchtet mir sehr ein. Wir haben hier eine ganzheitliche Sicht auf den Menschen, wie sie in der späteren europäischen Philosophie nur selten zu finden ist. Der Philosoph Christoph Quarch im Interview mit dem Autor. .

BALANCE

1 WHO: *Global health and ageing*, 2011.

2 Laut Statistischem Bundesamt, wobei der Wert 21 für den weiblichen Teil der Bevölkerung gilt. Bei den Männern sieht es etwas anders aus,

sie kommen nur auf 18 Jahre zukünftiger Lebenserwartung mit 65. Im Jahr 1980 lag dieser Wert noch bei 16 (Frauen) respektive 13 (Männer) Jahren. Ein Jahrhundert zuvor, im Jahr 1910, sogar nur bei 11 beziehungsweise 10,5 Jahren, https://www.bib.bund.de/DE/Fakten/Fakt/S32-Lebenserwartung-Alter-65-Geschlecht-ab-1871.html

3 Laut der Organisation für wirtschaftliche Entwicklung und Zusammenarbeit OECD, https://data.oecd.org/healthstat/life-expectancy-at-65.htm

4 Oeppen, J., Vaupel, J.: »Broken Limits to Life Expectancy«, in: *Science*, Nr. 5570, 2002.

5 Dabei ist zu beachten, dass sich die Empfehlungen an gesunde Menschen richten. Für Menschen mit einer chronischen oder akuten Erkrankung gelten entsprechende Einschränkungen, https://www.who.int/dietphysicalactivity/physical-activity-recommendations-65years.pdf?ua=1

6 Welche Formen der Bewegung besonders geeignet sind, lässt sich auch in der Broschüre *Nationale Empfehlung für Bewegung und Bewegungsförderung* nachlesen, https://www.in-form.de/fileadmin/Dokumente/Materialien/menschen-in-bewegung-bringen-bzga.pdf

7 Auch hier gibt es geschlechterspezifische Unterschiede und auch solche, die den Sozialstatus betreffen. Für eine differenzierte Übersicht der Ergebnisse siehe die Gesundheitsstudie (DEGS) des Robert Koch-Instituts (RKI); S. Krug, S. Jordan et al.: »Körperliche Aktivität – Ergebnisse der Studie zur Gesundheit Erwachsener in Deutschland« (DEGS1), 2013.

8 Siehe dazu die Studie zur Lebenserwartung, die vom Berlin-Institut herausgegeben wurde; Sütterlin, Sabine: »Hohes Alter, aber nicht für alle – Wie sich die soziale Spaltung auf die Lebenserwartung auswirkt«, 2017, https://www.berlin-institut.org/fileadmin/user_upload/Hohes_Alter/Lebenserwartung_online.pdf

9 Lampert, T. et al.: »Sozioökonomischer Status und Gesundheit«, Bundesgesundheitsblatt, Gesundheitsforschung, Gesundheitsschutz, 56(5-6), 2013, S. 814–821.

LEICHTIGKEIT

1 Siehe dazu: Ngien Siong Chin, et al.: »Mental toughness in sport«, in: *German Journal of Exercise and Sport Research*, Vol. 49, Issue 4, 2019, 381–394.

2 Siehe dazu: Fletcher, D., et al.: »Resilience in sport: A critical review of psychological processes, sociocultural influences, and organizational dynamics«, in: *An Organizational Psychology of Sport: Key Issues and Practical Applications*, 2017.

3 »Körperliche Fitness kann in der Unfallsituation selbst ein Positivfaktor sein. Das Herz-Kreislauf-System ist bei trainierten Personen in der Regel stabiler, die Blutdrucksituation ist besser reguliert, und man bewältigt den unmittelbaren Unfallstress leichter«, sagt der Kölner Sportwissenschaftler Thomas Rüther. »Aber auch in der Folge eines Unfalls sind fitte Menschen bevorteilt, denn ihre Regenerationsfähigkeit ist in der Regel ausgeprägter. Trainierte und körperlich Aktive stecken einen Unfall oder ein Trauma allgemein besser weg. Sie haben daher sicherlich größere Überlebenschancen.«

4 Sport kann unter anderem dazu beitragen, den Blutdruck dauerhaft zu senken, was bei einem Aneurysma wünschenswert ist. Andererseits ist Vorsicht geboten, da plötzliche Blutdruckanstiege (etwa durch Kraftsport) oder abrupte Rotationen zu einem Gefäßriss führen können. Siehe dazu: Hansel, J. und Burgstahler, C.: »Bewegung und Sport bei Ektasie und Aneurysma der thorakalen Aorta«, in: *Standards der Sportmedizin*, Jahrgang 62, Nr. 11, 2011, https://www.germanjournalsportsmedicine.com/archiv/archiv-2011/heft-11/bewegung-und-sport-bei-ektasie-und-aneurysma-der-thorakalen-aorta/

5 Darauf lassen unter anderem zahlreiche systematische Übersichtstudien schließen, z. B.: Forster A. et al.: »Is physical rehabilitation for older people in long-term care effective? Findings from a systematic review«, in: *Age and Ageing*, Volume 39, Issue 2, March 2010, 169-175. Oder auch: Tamuleviciute-Prasciene et al.: »Frailty and Exercise Training: How to Provide Best Care after Cardiac Surgery or Intervention for Elder Patients with Valvular Heart Disease«, in: *Biomed Research International*, 2018, https://www.hindawi.com/journals/bmri/2018/9849475/#B23

6 Siehe dazu auch die Interventionsstudie an über 75-jährige Patienten; Busch J.C. et al.: »Resistance and Balance Training Improves Functional Capacity in Very Old Participants Attending Cardiac Rehabilitation After Coronary Bypass Surgery«, in: *Journal of the American Geriatrics Society*, 2012, https://onlinelibrary.wiley.com/doi/abs/10.1111/jgs.12030

7 Dass die positiven Effekte von Sport auf die Behandlung von psychischen Erkrankungen in der Vergangenheit vermutlich unterschätzt wurden, legt diese Metastudie nahe: Schuch F.B. et al.: »Exercise as a treatment for depression: A meta-analysis adjusting for publication bias«, in: *Journal of Psychiatric Research*, Vol. 77, June 2016, 42-51, https://www.sciencedirect.com/science/article/abs/pii/S0022395616300383?via%3Dihub

8 So weisen Menschen mit Herz-Kreislauf-Problemen, wenn sie regelmäßig Sport treiben, erstaunlicherweise ein geringeres Sterblichkeitsrisiko auf als solche ohne Vorerkrankung, die sportlich inaktiv sind. Siehe dazu: »Cardiovascular disease patients benefit more from exercise than healthy people«, European Society of Cardiology, 2019.

ORDNUNG

1 So weisen Menschen mit Herz-Kreislauf-Problemen, wenn sie regelmäßig Sport treiben, erstaunlicherweise ein geringeres Sterblichkeitsrisiko auf als solche ohne Vorerkrankung, die sportlich inaktiv sind. Siehe dazu: »Cardiovascular disease patients benefit more from exercise than healthy people«, European Society of Cardiology, 2019.

MUT

1 Blomkvist, Andreas W., Eika, Fredrik, et al.: »Reference data on reaction time and aging using the Nintendo Wii Balance Board: A cross-sectional study of 354 subjects from 20 to 99 years of age«, in: *PLoS One*, 2017; 12(12). Die Studie trifft keine weiterführende Aussage über die Ursachen der Geschlechterdifferenz hinsichtlich der Reaktionszeiten.

KRAFT

1 Siehe zu den möglichen Gesundheitsrisiken des Muskeldopings auch die folgende Übersicht: https://www.dshs-koeln.de/institut-fuer-biochemie/doping-substanzen/nebenwirkungen-von-dopingmitteln/nebenwirkungen-von-anabolika/

2 Siehe dazu eine jüngst erschienene Studie aus Norwegen; Berglund, A. und Heine Strand, HB.: »Norwegian reference values for the Short Physical Performance Battery (SPPB): the Tromsø Study« in: *BMC Geriatrics*, (19:216), 2019.

3 Siehe dazu die jüngsten Erkenntnisse der Europäischen Arbeitsgruppe für Sarkopenie (EWGSOP). Cruz Jentoft, Alfonso J et al.: »Sarcopenia: revised European consensus on definition and diagnosis«, in: *Age and Ageing*, Vol. 48, Issue 1, 2019, 16-31, https://academic.oup.com/ageing/article/48/1/16/5126243

4 Beim Aufsteh-Test müssen die Probanden sich so oft wie möglich aus einem Stuhl in eine vollständig aufrechte Position bewegen, dafür haben sie 30 Sekunden Zeit. Beim Geh-Test müssen die Probanden eine Strecke von 4 Metern zurücklegen und haben dafür fünf Sekunden Zeit. Siehe dazu: *Reverse Sarcopenia – An Easy-to-follow Program to Keep Muscles Strong*. Ulysses Press, 2019. Das amerikanische National Institute of Aging hat zur genaueren Bestimmung des Sarkopenie-Risikos eine Kombination aus Geh-, Aufsteh- und einem Balance-Test (*SPPB test*) etabliert. Das detaillierte Testprotokoll (nur in Englisch) kann zum Beispiel hier heruntergeladen werden: http://csa.fullerton.edu/research/documents/sppbinstructions_scoresheet.pdf

5 Siehe dazu die »Nationale Empfehlungen für Bewegung und Bewegungsförderung« der Bundeszentrale für gesundheitliche Aufklärung (BZgA), https://www.bundesgesundheitsministerium.de/fileadmin/Dateien/5_Publikationen/Praevention/Broschueren/Bewegungsempfehlungen_BZgA-Fachheft_3.pdf

FREIHEIT

1 Der Begriff Entzündungsaltern entspricht dem *Inflammaging*, ein Kompositum aus den englischen Wörtern für Entzündung (*inflammation*) und Altern (*aging*). Er wurde im Jahr 2000 von dem italienischen Immunologen Claudio Franceschi geprägt.

2 Siehe dazu die ausführliche Studie zu den Effekten einer diätetischen Ernährungsweise und die entsprechenden Effekte auf das Zellwachstum. Szarc vel Szic, K. et al.: »From inflammaging to healthy aging by dietary lifestyle choices: is epigenetics the key to personalized nutrition?«, in: *Clinical Epigenetics*, 7(1), 2015.

3 So können entzündungshemmende Prozesse im Körper zum Beispiel sehr gut durch die Umstellung auf eine lacto-vegetarische Ernährungsweise eingeleitet werden. Dazu zählen Obst, Gemüse, Nüsse und auch Fisch wegen seiner Omega-3-Fettsäuren. Starkes entzündungshemmendes Potenzial haben auch Antioxidantien wie Vitamin C, D und E, Polyphenole und Flavinoide sowie die Aminosäure L-Glutamin. Siehe dazu ausführlicher: Kübler, U.: »Inflammaging und das präventive Potenzial von Ernährung und verhaltenstherapeutischen Interventionsansätzen«, in: *Schweizer Zeitung für Ernährungsmedizin*, 3/15.

4 Die Deutsche Gesellschaft für Innere Medizin (DGIM) empfiehlt die sogenannte »mediterrane Diät«, um dem altersbedingten *Inflammaging* entgegenzuwirken, siehe: https://www.dgim.de/fileadmin/user_upload/PDF/Pressemeldungen/02a_PM_DGIM_Inflamm-Aging_formatiert.pdf

5 So etwa im Interview mit dem *Deutschlandfunk Kultur* am 8. Januar 2020. Abrufbar unter: https://www.deutschlandfunkkultur.de/ernaehrungswissenschaftler-uwe-knop-auf-den-koerper-hoeren.1008.de.html?dram:article_id=467412

6 Die basische Ernährung beruht auf der Annahme, dass eine bestimmte Gruppe von Nahrungsmitteln (Fisch, Fleisch, Milchprodukte, Getreide) den Körper übersäuern und damit aus dem Gleichgewicht bringen. Dies könne, so die Verfechter der Hypothese, in der Folge unter anderem zu Krankheiten wie Gicht, Arthrose, Rheuma, Neurodermitis, Allergien,

Herzrhythmusstörungen und Krebs führen. Nach der basischen Ernährungslehre werden Nahrungsmittel daher nach ihrem PRAL-Wert eingeteilt. Die Abkürzung steht für potenzielle renale Säurebelastung und beurteilt Nahrungsmittel danach, ob der Urin nach Genuss dieser Nahrungsmittel sauer oder basisch wird. Ziel ist ein negativer PRAL-Wert im Urin, der als basisch betrachtet wird, ein positiver PRAL-Wert hingegen verweist auf eine Übersäuerung der Nieren. Experten sehen einen positiven, also vermeintlich »übersäuerten« PRAL-Wert lediglich für das Indiz einer gesunden Nierenfunktion, nicht aber als Alarmzeichen des Stoffwechsels. Demnach ist der gesunde Körper durchaus in der Lage, den Säure-Basen-Haushalt auch bei regelmäßigem Verzehr von »nichtbasischen« Lebensmitteln zu regulieren. Daher rät etwa die Deutsche Gesellschaft für Ernährung von dauerhaftem Basenfasten ab, siehe: https://www.dge.de/presse/pm/heilfasten-basenfasten-intervallfasten/

GLAUBE

1 Jamie S. McPhee, David P. French, et al.: »Physical activity in older age: perspectives for healthy ageing and frailty«, in: *Biogerontology*, 2016; 17: 567–80.

2 Sport im Alter: Gibt es Grenzen? http://www.becker-stiftung.de/sport-im-alter-gibt-es-grenzen/

1 2014 im Interview mit der britischen BBC: https://www.bbc.com/news/av/health-27277585/olga-kotelko-the-95-year-old-athletic-champion

2 Siehe dazu: https://www.sciencedaily.com/releases/2015/08/150817132512.htm

3 Jamie S. McPhee et al.: »Physical activity in older age: perspectives for healthy ageing and frailty«, in: *Biogerontology* (2016), 567-580, https://www.ncbi.nlm.nih.gov/pmc/articles/PMC4889622/pdf/10522_2016_Article_9641.pdf

4 Dazu etwa folgende Untersuchung, die die Wirkung von Freiübungen auf die Schlafqualität untersucht hat, Ms Rohisha, I. K.: »Effects of Ca-

listhenics on Sleep Quality among Institutionalized Elderly«, in: *Journal of Nursing and Health Science*, Nov-Dec 2018, 20-24, https://www.iosrjournals.org/iosr-jnhs/papers/vol7-issue6/Version-3/C0706032024.pdf

5 Hierzu insbesondere die Arbeit von Löllgen, H. et al.: »Körperliche Aktivität als Medikament«, in: *Arzneiverordnung in der Praxis*, Juli 2018, https://www.akdae.de/Arzneimitteltherapie/AVP/Artikel/201803/126h/index.php

TRAUER

1 Wolf, Dieter: »Leistungsregression im Alter am Beispiel des Steinstoß-Zehnkampfes«, in: *SELAplus – Magazin für Seniorenleichtathletik und LSW-Spezialsport*, Oktober 2013.

DANKSAGUNG

Zuallererst möchte ich mich bei den Athleten und Athletinnen bedanken, die bei der Entstehung dieses Buches geholfen haben und ohne deren bereitwillige Mitarbeit und Inspiration die Umsetzung dieses Projekts nicht möglich gewesen wäre – gerade auch bei denjenigen, die es letztlich nicht ins Buch geschafft haben, wie etwa der Dortmunder Boxsportclub 20/50 e.V. mit seinem unermüdlichen Vorsitzenden Dieter Schumann. Ich bin meiner Familie zu tiefem Dank verpflichtet, dass sie mich bis hierhin begleitet und mir vieles ermöglicht hat. Natürlich Meike Brüser, die als aufmerksame Erstleserin und Blitzableiter in so mancher Lage immer kühlen Kopf bewahrt hat. Und auch sonst für alles. Des Weiteren danke ich Dr. Thomas Rüther und Professor Henning Wackerhage für die sportwissenschaftliche Beratung, Dr. Christoph Quarch für die fruchtbaren philosophischen Anregungen und natürlich meinem Lektor Ulrich Korn sowie Maximilian Eberhard. Wie immer durfte ich mich zudem zu jeder Tages- und Nachtzeit auf den fachkundigen Rat Gunnar Meinhardts verlassen. Er hat auch zum Gelingen des vierten Kapitels „Mut" beigetragen. Und ich bin froh, auf den großartigen Fotografen Miguel Brusch gestoßen zu sein. Ohne ihn wäre die Recherche nur halb so lustig gewesen und das Buch vermutlich ohne Bilder. Außerdem danke ich Lars. Es hat zwar was gedauert, aber ich hatte es Dir ja versprochen …

ÜBER DEN AUTOR

Nach einem Studium der Literatur-und Filmwissenschaft schrieb Christoph Cöln zunächst als freier Kritiker für verschiedene Online-Magazine, bevor er ein Volontariat an der Evangelischen Journalistenschule Berlin absolvierte. Danach arbeitete er knapp zehn Jahre lang als Reise- und Sportjournalist für die WELT und berichtete u.a. von den Olympischen Spielen 2016 und der Weltmeisterschaft 2018. Er lebt in Berlin.